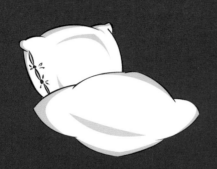

好睡眠手册

睡眠专科医生的
解决方案

主　编　程涵蓉

副主编　李栋才　王凌伟

SPM 南方出版传媒

广东科技出版社｜全国优秀出版社

·广州·

图书在版编目（CIP）数据

好睡眠手册：睡眠专科医生的解决方案 / 程涵蓉主编. —广州：广东科技出版社，2021.5（2022.3重印）
ISBN 978-7-5359-7625-3

Ⅰ. ①好… Ⅱ. ①程… Ⅲ. ①睡眠—呼吸困难综合征—诊疗—普及读物 Ⅳ. ①R563.8-49

中国版本图书馆CIP数据核字（2021）第056445号

好睡眠手册 睡眠专科医生的解决方案

HAO SHUIMIAN SHOUCE SHUIMIAN ZHUANKE YISHENG DE JIEJUE FANG'AN

出 版 人：朱文清
责任编辑：刘 耕
插 图：广州梦居动漫游戏信息科技有限公司 郑宇俊
责任校对：李云柯
责任印制：彭海波
出版发行：广东科技出版社
　　　　　（广州市环市东路水荫路11号 邮政编码：510075）
销售热线：020-37607413
http://www.gdstp.com.cn
E-mail：gdkjbw@nfcb.com.cn
经 销：广东新华发行集团股份有限公司
排 版：创溢文化
印 刷：广州市岭美文化科技有限公司
　　　　　（广州市荔湾区花地大道南海南工商贸易区A幢 邮政编码：510385）
规 格：889mm×1 194mm 1/32 印张 7.75 字数155千
版 次：2021年5月第1版
　　　　　2022年3月第2次印刷
定 价：48.00元

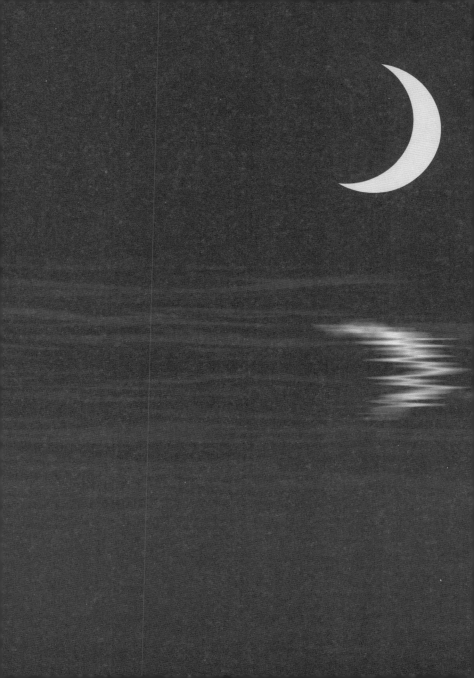

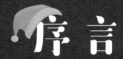

序言

　　好睡眠是健康生活的一个重要指标，睡不着、睡不够、睡不醒、做噩梦、打鼾等睡眠问题，发生率超乎一般人的想象。睡眠障碍无疑是影响人类健康最常见的问题之一，但大众对睡眠相关知识的认知存在明显的不足和误区，导致很多睡眠问题未能得到及时诊治。

　　提高睡眠相关问题的知识普及水平，一方面需要相关领域研究者的不断探索，提供更好的诊治方法；另一方面需要做好科普教育，让受到睡眠障碍影响的人群能够及时、充分地认知，及时、合理地应对和诊疗。程涵蓉、李栋才等从事睡眠障碍诊治的专家，编写了《好睡眠手册　睡眠专科医生的解决方案》一书，介绍了国内外睡眠医学的新进展及最新的睡眠障碍相关知识，用

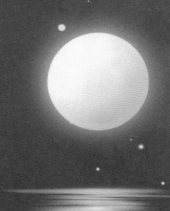

简单易懂的卡通图，配以简明扼要的文字解说，图文并茂，力求融知识性、可读性、趣味性和实用性于一体，实为大众健康科普教育之精品。

期盼此书的出版，除了能为从事睡眠医学的一线医务人员提供参考，同时还可以大力提高睡眠医学相关知识的科普水平，推动我国睡眠障碍防、诊、治水平的提高。

（深圳市人民医院深圳市呼吸疾病研究所所长）

2021年3月27日

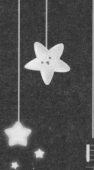

目录

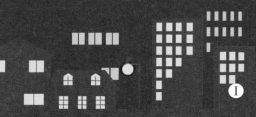
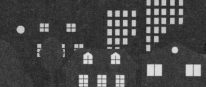

睡好眠手册

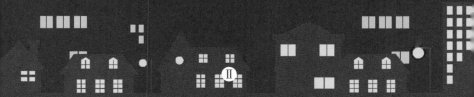

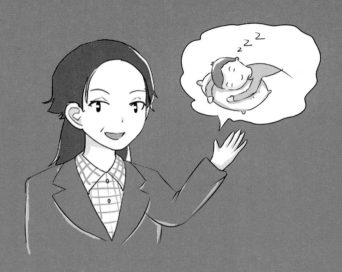

一、睡眠与身体健康

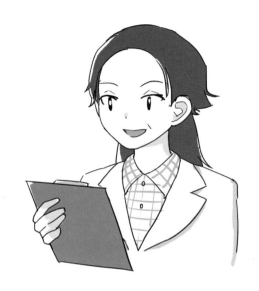

你睡眠不好吗？

良好的睡眠对你的整体健康和生活质量
是非常重要的。

睡不好的原因有很多，
通常是由各种健康问题引起的。

睡眠障碍会导致身体健康出现问题。

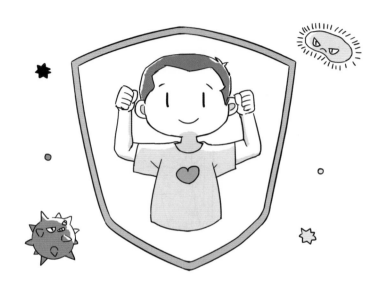

睡眠有助于增强身体的免疫系统。

影响睡眠的因素有哪些?

许多健康问题会导致或加重睡眠障碍。

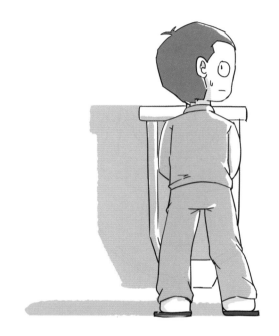

影响睡眠的因素

膀胱过度活动症或前列腺增生

患膀胱过度活动症的男性和女性以及
患前列腺增生的男性常常不得不在夜间起床排尿，
从而影响了睡眠的连续性。

胃食管反流

由胃酸反流引起的烧灼痛，会导致你在夜间醒来。

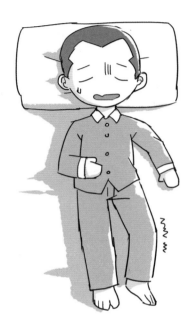

疼痛

如果患有慢性疼痛，比如关节炎、癌症或头痛，
那么你可能会难以入睡或整晚无法入睡。

哮喘

哮喘是呼吸道的炎症反应，在晚上情况会更糟。
如果患有哮喘，你可能会在半夜醒来，
并且没有意识到是由于哮喘而醒过来。

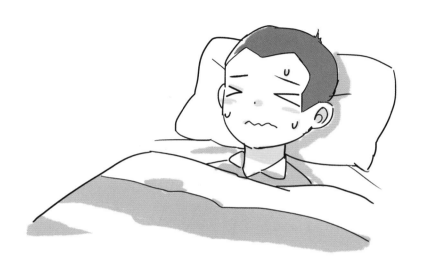

纤维肌痛症

纤维肌痛症患者会有慢性疼痛。
他们经常难以入睡，
甚至在睡了一整夜之后也会感到疲劳。

心力衰竭

如果患有充血性心力衰竭，
你患睡眠障碍的风险会增高。
中枢性睡眠呼吸暂停（CSA）*
在充血性心力衰竭患者中很常见。

---

* 中枢性睡眠呼吸暂停：central sleep apnea, CSA。

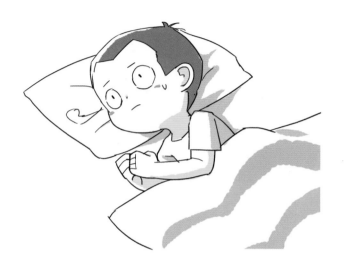

中枢性睡眠呼吸暂停

中枢性睡眠呼吸暂停患者在睡觉时会间歇性停止呼吸，
上气不接下气地醒来；
早上头痛。

中枢性睡眠呼吸暂停有多种治疗方法，
具体诊治需要咨询专科医生。

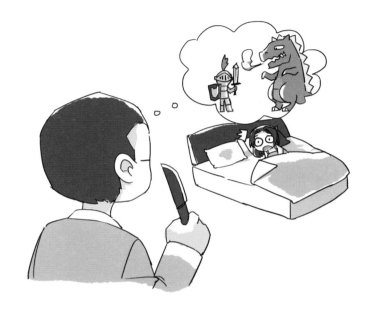

帕金森病

患帕金森病的人经常有睡眠问题。

你可能会难以入睡和/或难以维持睡眠，
或者在晚上有无意识的动作。

帕金森病患者容易出现做梦期梦游（RBD）[*]。
做梦期梦游患者在睡觉时，可能会将梦境付诸行动，
从而伤害自己或同床的人。

---

* 做梦期梦游：REM behavior disorder, RBD；又称快速眼动睡眠行为障碍。

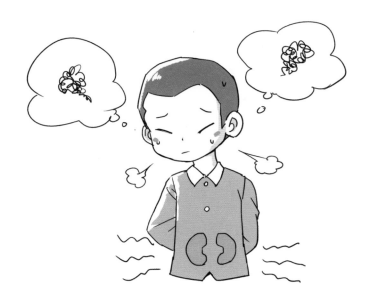

慢性肾病

患有慢性肾病的人很容易出现睡眠问题。

慢性肾病会引起疼痛或焦虑，
导致入睡困难和/或难以维持睡眠。

慢性肾病患者可能会缺铁，这会导致不宁腿综合征[*]。

治疗慢性肾病通常可以改善你的睡眠。

---

* 不宁腿综合征：restless leg syndrome, RLS。

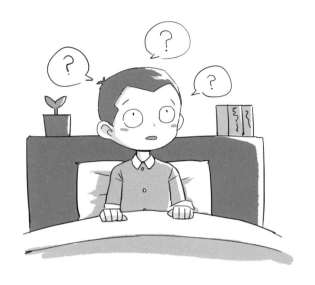

阻塞性睡眠呼吸暂停

阻塞性睡眠呼吸暂停（OSA）[*]，
是一种常见的睡眠障碍疾病。

如果患有阻塞性睡眠呼吸暂停，
意味着你的气道在你睡觉时部分或全部塌陷，
空气无法进入肺部，导致缺氧。
你的大脑会唤醒你，以便重新开始呼吸。

晚上频繁醒来导致白天过度嗜睡，
间歇性缺氧和频繁的觉醒会对你的健康产生负面影响。

---

* 阻塞性睡眠呼吸暂停：obstructive sleep apnea, OSA。

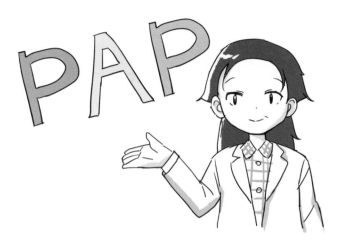

阻塞性睡眠呼吸暂停的
症状及治疗

症状：频繁的打鼾，白天嗜睡或疲倦，睡觉时喘不过
气来。

阻塞性睡眠呼吸暂停最常见的治疗方法是
气道正压通气（PAP）*疗法。

气道正压通气疗法
可以延长阻塞性睡眠呼吸暂停患者的寿命。

＊气道正压通气：positive airway pressure, PAP。

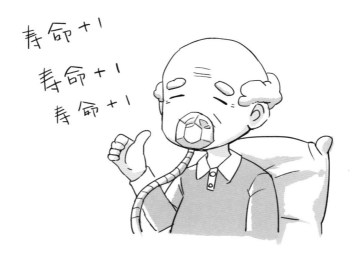

　　还有其他治疗阻塞性睡眠呼吸暂停的方法，
如：使用口腔咬合器、手术或改变不良生活方式。

　　阻塞性睡眠呼吸暂停会引起其他健康问题。

　　未经治疗的阻塞性睡眠呼吸暂停可导致高血压。

　　如果你患有阻塞性睡眠呼吸暂停，
　　药物对高血压的控制可能不理想。
　　气道正压通气疗法有助于血压恢复正常。

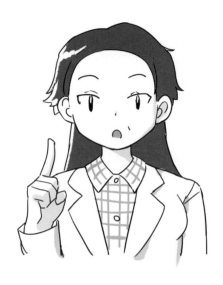

阻塞性睡眠呼吸暂停
和以下疾病相关

冠心病、中风、心脏病和糖尿病。

许多疾病会对你的睡眠产生负面影响，

但有很多治疗方法可以帮你改善睡眠质量。

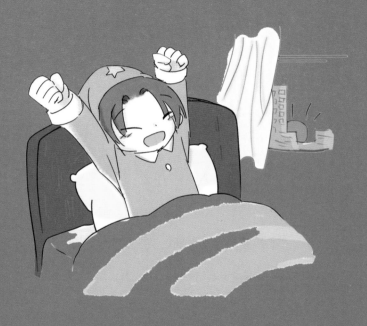

二、儿童健康睡眠

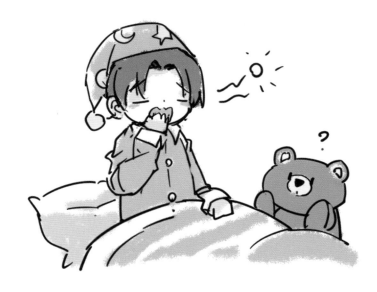

你的孩子有足够的睡眠吗？

我们都知道睡眠对孩子们很重要。

充足的睡眠对孩子的成长和健康至关重要。

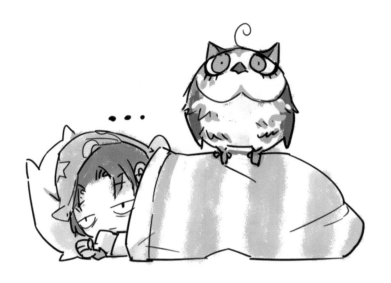

你的孩子需要多长时间的睡眠？

研究表明，许多儿童晚上睡眠不足。

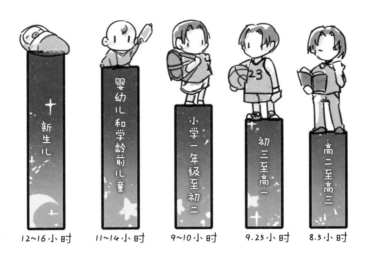

12~16小时　11~14小时　9~10小时　9.25小时　8.5小时

不同年龄段的推荐睡眠时间

新生儿：12～16小时。
（出生不满3个月的婴儿睡眠模式还不是日夜一致的，
所以他们处在建立一个内在的生物钟的阶段。）

婴幼儿和学龄前儿童：11～14小时，包括午睡。

小学一年级至初二：9～10小时。

初三至高一：平均9.25小时。

高二至高三：平均8.5小时。

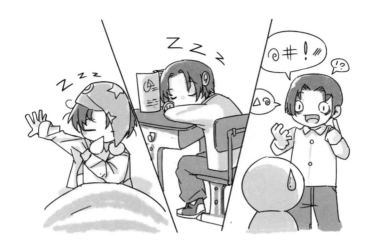

如何发现你的孩子需要更多的睡眠？

早上起床困难

如果你每天早上都很难叫醒你的孩子，
他（她）可能没有得到足够的睡眠。

上课时睡觉

如果孩子的老师告诉你，你的孩子在课堂上睡着了，
你的孩子可能需要更多的睡眠。

过度活跃

孩子们困倦的时候可能会表现出更加活跃的状态。
他们可能会在与他人相处和集中注意力方面出现问题。

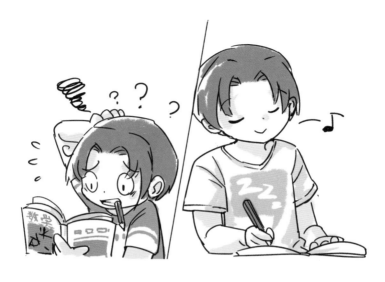

睡眠不足的后果

学习成绩差

睡眠不足会导致记忆力、
注意力和解决问题的能力下降。

当孩子们得到足够的睡眠时，
他们的成绩通常会提高。

身高和体重

睡眠不足可能会影响儿童的发育和身高，
而且可能使他们难以达到健康的体重。

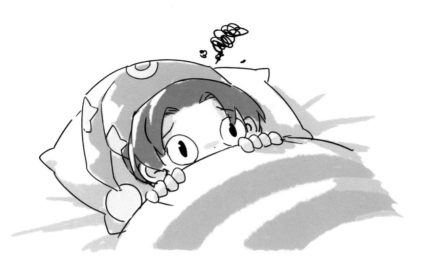

孩子的睡眠障碍

有时你的孩子可能
因为睡眠障碍而得不到充足的睡眠。

儿童最常见的睡眠障碍之一是
阻塞性睡眠呼吸暂停。

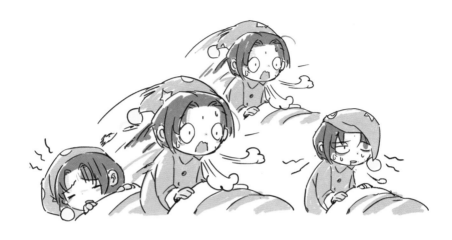

儿童阻塞性睡眠呼吸暂停

患有阻塞性睡眠呼吸暂停的儿童在睡觉时，
气道部分或全部塌陷，大脑缺氧，
可能在夜间醒来多次。

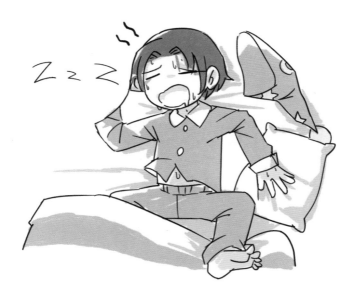

我的孩子患有阻塞性睡眠
呼吸暂停吗？

儿童阻塞性睡眠呼吸暂停的症状：

大声打鼾、盗汗、张口呼吸、多动、
睡眠不安、遗尿和生长发育迟缓等。

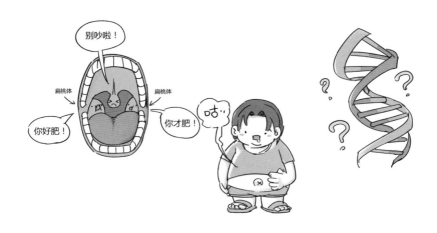

儿童阻塞性睡眠呼吸暂停的风险因素

扁桃体或腺样体肥大、超重，

患有某些遗传或神经肌肉疾病，如唐氏综合征。

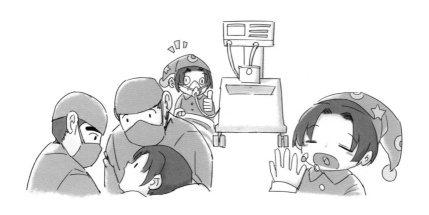

如何治疗阻塞性睡眠呼吸暂停？

如果你的阻塞性睡眠呼吸暂停是
由扁桃体或腺样体肥大引起的，
那么通常建议进行手术。

儿童也可以使用正压通气设备进行治疗，
可以在睡觉时佩戴该设备。

一些药物可以辅助治疗。

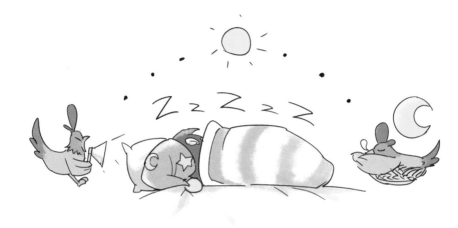

还有其他一些睡眠障碍也会对儿童健康造成影响，

比如不宁腿综合征或发作性睡病。

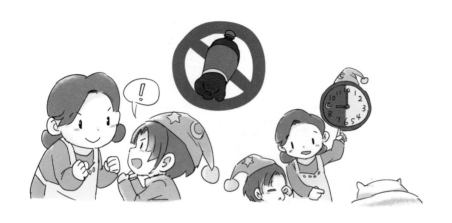

帮助改善孩子睡眠的小贴士

告诉孩子睡眠的重要性

家长也要养成良好的睡眠习惯，
一齐努力帮助孩子改善睡眠。

不喝含咖啡因的饮料

给你的孩子喝含有咖啡因的饮料，
会对他（她）的睡眠产生负面影响。

良好的日常作息规律

规律作息可以帮助孩子为上床睡觉做好准备。
试着加入一些睡前活动，如洗澡或阅读故事。

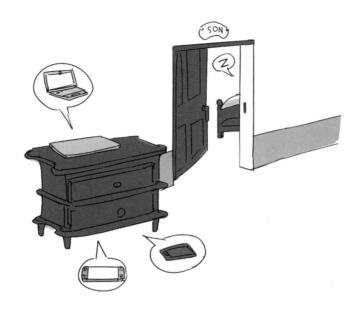

把电子设备放在卧室外

电视、电脑、手机和电子游戏设备发出的光线
会影响孩子的睡眠。

最好把这些设备放在卧室外，
以帮助你的孩子入睡和保持良好睡眠。

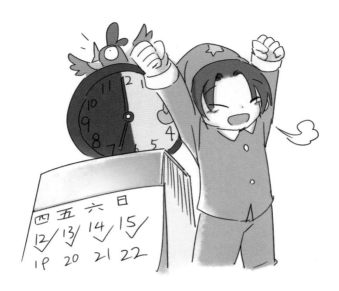

保持固定的就寝时间和起床时间
包括周末和假期。

研究表明：
有固定就寝时间的孩子晚上醒来的次数少。

确保孩子的就寝时间足够早，
以保证他们得到足够的睡眠时间。

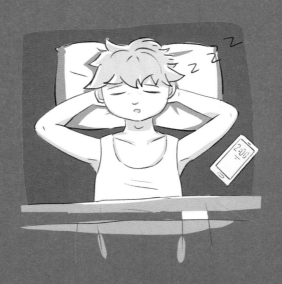

三、青少年健康睡眠

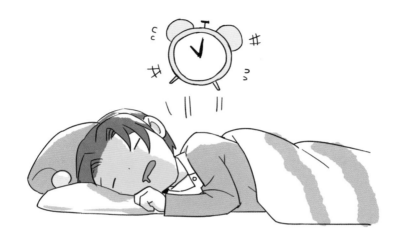

青少年有足够的睡眠时间吗？

早上很难醒来，在课堂上睡着，

在学校上课或运动时注意力不集中，

这些都是青少年睡眠时间不够的表现。

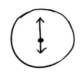
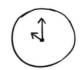

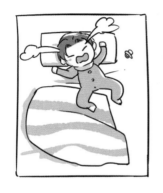
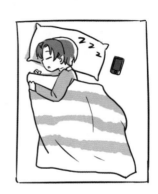

了解常见的睡眠问题

儿童早上起得很早，
而青少年可能会很晚才起床。

与儿童相比青少年的生物钟会发生变化，
这是正常的规律。

青少年通常睡得晚，早上也起得晚。

这种生物节律的转变会使青少年得不到足够的睡眠，
或影响准时上学。

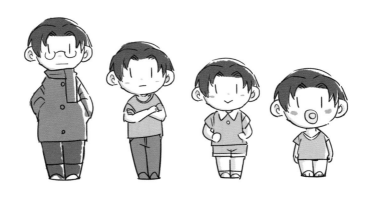

青少年需要多少睡眠时间？

初三和高一的学生每晚大约需要9.25小时的睡眠，
才能保证第二天的最佳状态。

高二和高三的学生每晚大约需要8.5小时的睡眠。

然而，据统计大多数青少年只能睡7.5小时，

长期睡眠不足，会影响他们的身体健康。

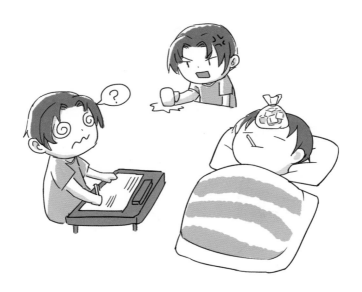

青少年睡眠不足有什么表现？

喜怒无常和易怒；

记忆力下降，导致成绩不好；

反应比较慢，难以在运动中取得好成绩，
并且在运动中发生意外的风险增高；

免疫力下降，容易生病。

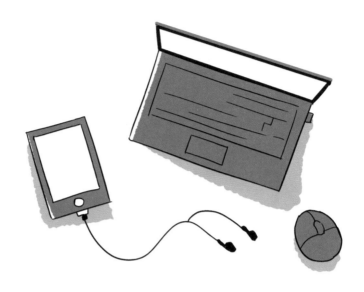

青少年如何改善睡眠质量?

要让青少年知道睡眠的重要性

知道了睡眠的价值，便可增强执行力。

把电子设备放在卧室外

许多青少年在睡前使用手机或电脑，
这些设备发出的光会干扰睡眠。
在睡前30分钟停止使用这些设备，会更快入睡。

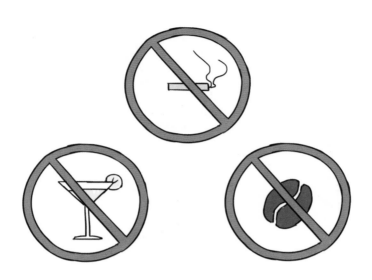

不要抽烟或喝酒

一些青少年通过抽烟来帮助自己保持清醒
或通过喝酒来帮助入睡。
烟草或酒精（乙醇）对他们的睡眠和整体健康有害。
抽烟、喝酒会使睡眠质量变差，
并导致其他健康问题。

不喝含咖啡因的饮料

青少年最好不要喝含咖啡因的饮料，
如咖啡或能量饮料。

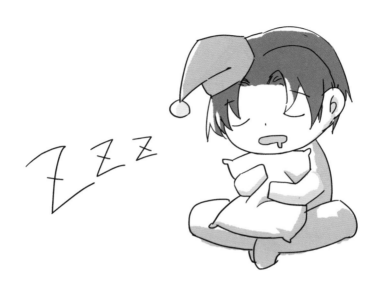

规律作息

许多青少年习惯在周末睡个懒觉，
以弥补一周的睡眠不足。

如果他们周末起床太迟，
会使他们在周日晚上更难入睡，
并导致周一上课时精神不好。

青少年周末的睡眠时间最好不要超过
平时睡眠时间的两小时。

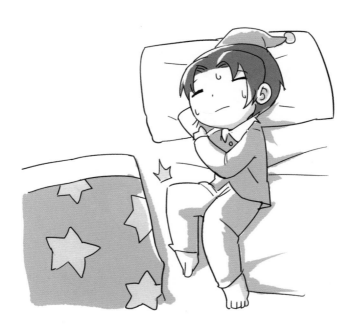

还有什么会影响青少年的睡眠？

阻塞性睡眠呼吸暂停、不宁腿综合征和发作性睡病，
这些睡眠障碍疾病会导致青少年睡眠不足。

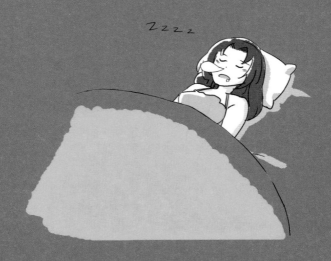

四、女性睡眠

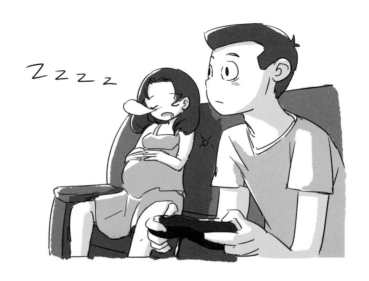

在当准妈妈后，不少女性朋友失眠了，打鼾了……

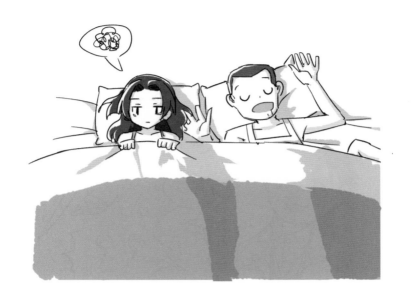

女性的睡眠受什么影响？

每个人都要睡觉，
但女性面临的睡眠问题，有自身特点，
她们可能比男性更容易出现某些睡眠问题。

在人生的不同阶段，
女性可能会有不同的睡眠问题。

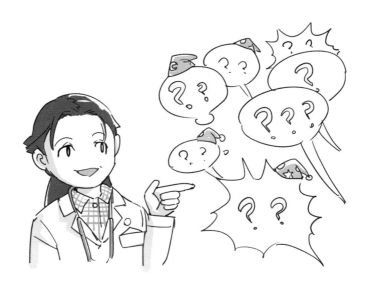

我们来看看女性有哪些睡眠问题。

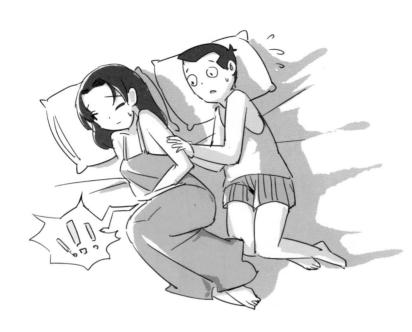

月 经 周 期

女性可能在月经前或月经期间出现睡眠问题，

不宁腿综合征在这段时间更常见，

有些女性可能因为痛经而失眠。

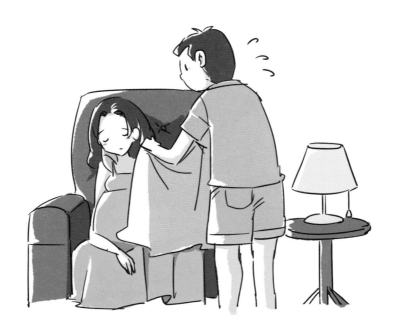

怀孕早期

许多女性在怀孕期间睡眠模式会发生改变，
在怀孕的前3个月，
可能会比平时需要更多的睡眠。

这也可能是由于怀孕导致缺铁而出现疲劳造成的。

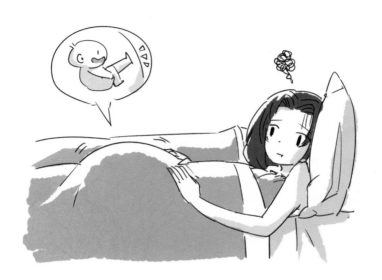

怀 孕 后 期

随着宝宝成长所带来的不适，
可能会使女性入睡困难。

孕妇也更容易出现其他睡眠障碍，
如阻塞性睡眠呼吸暂停和不宁腿综合征。

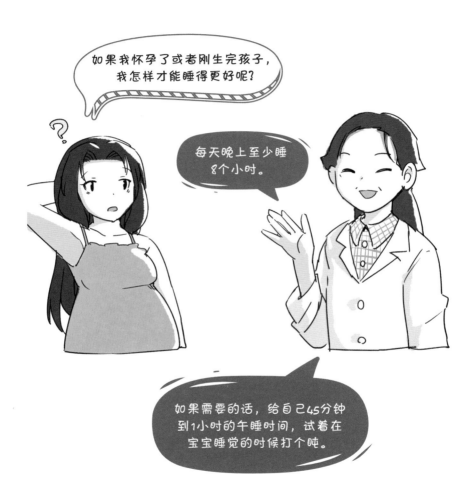

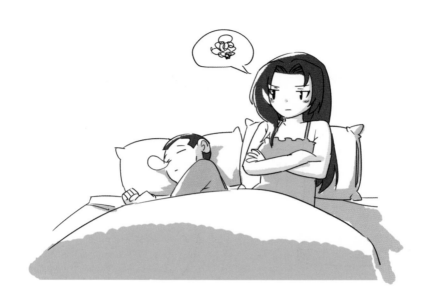

更年期

在更年期期间和更年期过后，
许多女性出现睡眠困难。

荷尔蒙分泌的变化会让女性晚上更难入睡，
激素的变化也会增高女性患
阻塞性睡眠呼吸暂停的风险。

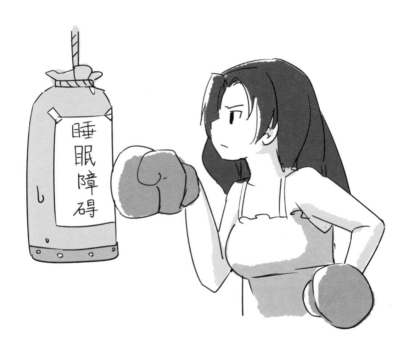

女性与睡眠障碍

阻塞性睡眠呼吸暂停是一种常见的睡眠障碍。

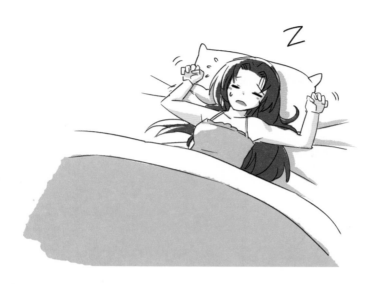

如果女性患有阻塞性睡眠呼吸暂停，

这意味着睡觉时气道部分或全部塌陷。

越来越多的人意识到阻塞性睡眠呼吸暂停
对女性健康会产生影响。

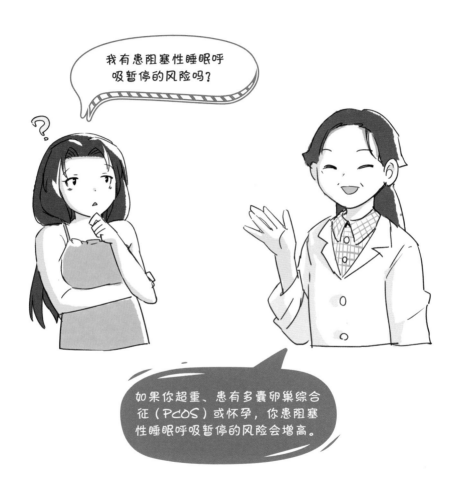

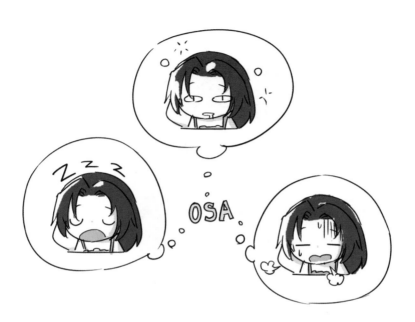

女性的阻塞性睡眠呼吸暂停症状

响亮或频繁的打鼾，
白天嗜睡或疲倦，
睡觉时喘不过气来，
这是常见的阻塞性睡眠呼吸暂停的症状。

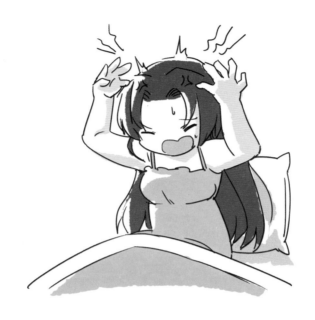

除了这些症状外，
还有一些特殊的症状在女性中更常见。

感觉自己一天都没有精神，

早上醒来时会感到头痛，

晚上睡觉前感到抑郁，难以入睡。

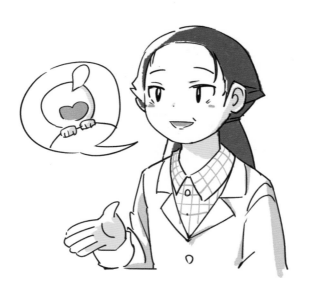

阻塞性睡眠呼吸暂停*
是一种可治疗的疾病。

---

*详见本书第10页。

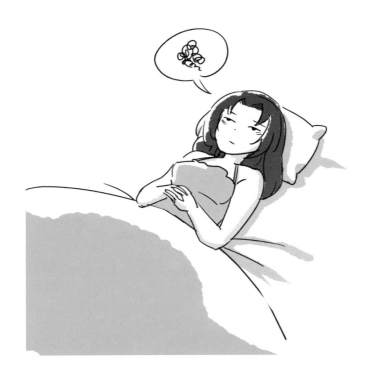

失 眠

失眠意味着你在大多数晚上都很难入睡
或难以保持睡眠，
相较男性，失眠在女性中更常见。

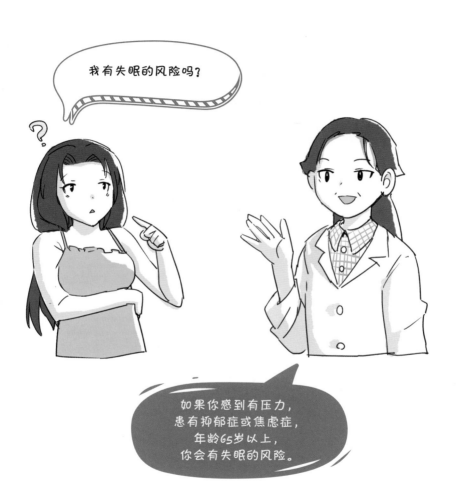

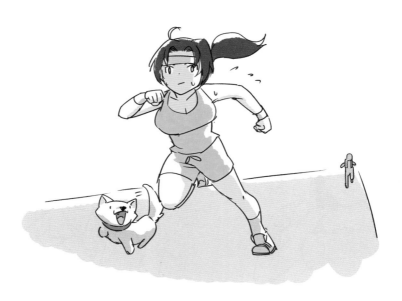

治疗失眠可以改善抑郁和焦虑。

失眠有许多治疗方法，
包括药物治疗、减压运动和促进睡眠的行为。

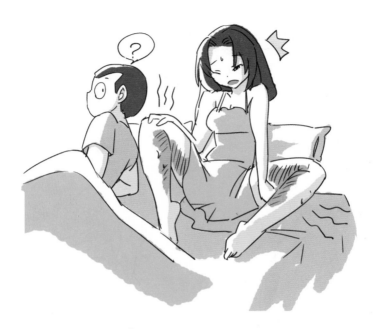

不宁腿综合征

若患不宁腿综合征
你会有一种无法抑制的移动双腿的冲动，
你的腿部可能还会有灼烧感或发痒。

不宁腿综合征会让你很难入睡，
因为睡不好，白天你可能会感觉很累。

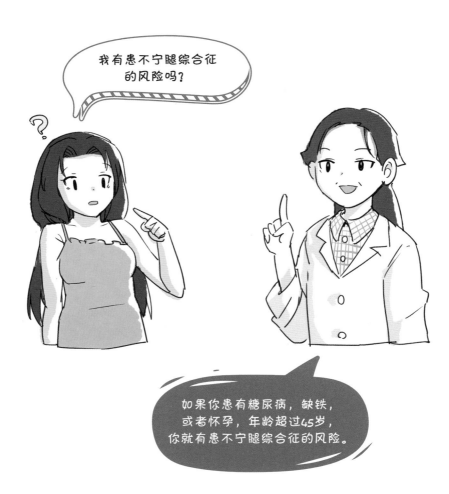

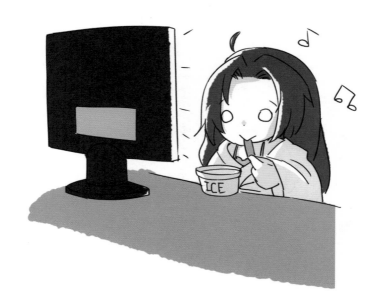

睡眠相关饮食障碍

女性更容易出现睡眠相关饮食障碍，
包括在睡眠状态下吃东西
或在睡觉前很想吃东西。

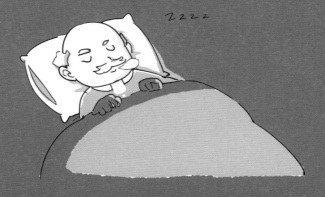

五、老年人的睡眠

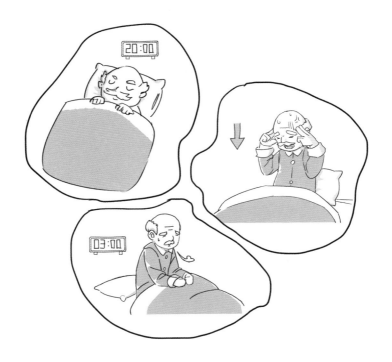

老年人正常的睡眠变化

早睡，做梦潜伏期缩短（比年轻人更早开始做梦），
睡眠效率降低，
夜间频繁醒来，深度睡眠减少甚至缺失。

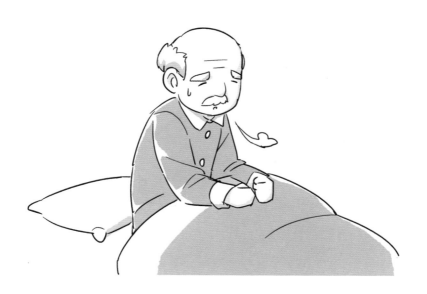

你有睡眠困扰吗？

随着年龄的增长，
你可能会发现自己的睡眠出现了问题。

你可能会想，
"失眠只是变老的一部分，是自然的。"
但这种想法并不正确。

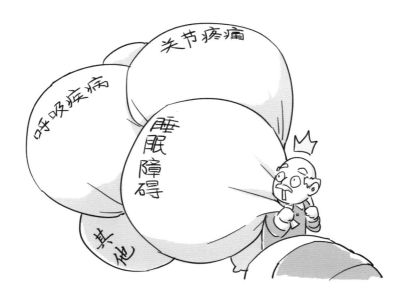

随着年龄的增长，
身体出现一些变化是正常的，

但睡眠困难可能是睡眠障碍
或其他健康问题的表现。

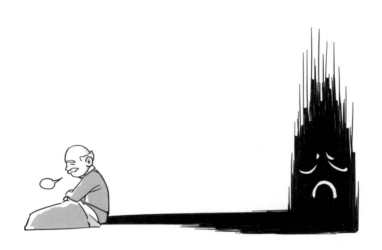

哪些因素会导致老年人睡眠困难？

抑郁、悲伤、疼痛及其他健康问题。

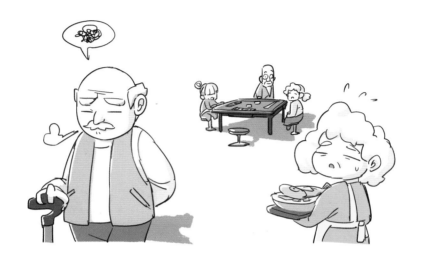

抑 郁

睡眠问题是抑郁的常见症状。
有些人很早醒来就再也睡不着了，
有些人睡得比平时多。

抑郁的表现

对通常会让你感到快乐的活动缺乏兴趣或不喜欢，
没有胃口，远离他人，
感到疲惫，没有精神。

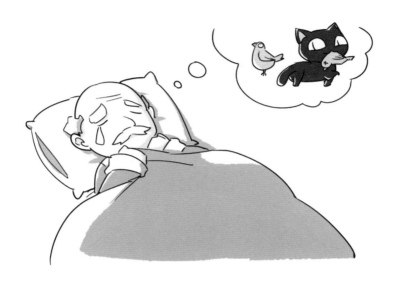

悲 伤

如果你最近失去了你爱的人，悲伤会难以抑制。

不愿接受的事情或不间断重复的想法会干扰睡眠。

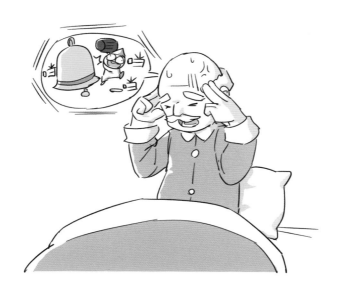

疼 痛

许多疾病引起的疼痛会干扰睡眠。

引起疼痛的情况包括：
关节炎、癌症、肌纤维疼痛综合征等。

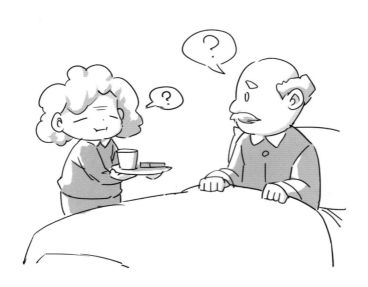

其他健康问题

肺部或者心脏疾病等，也会引起睡眠问题。

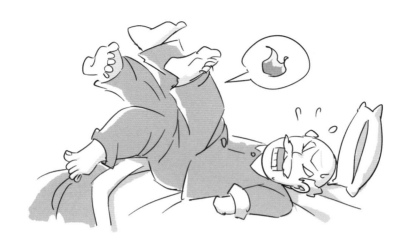

睡眠障碍疾病

一些睡眠障碍在老年人中更为常见。

不宁腿综合征
患有不宁腿综合征时会有强烈的移动双腿的冲动。

可能腿部还会有灼烧感或发痒。

症状通常在晚上或睡前出现。
这让你很难入睡，导致白天很疲劳。

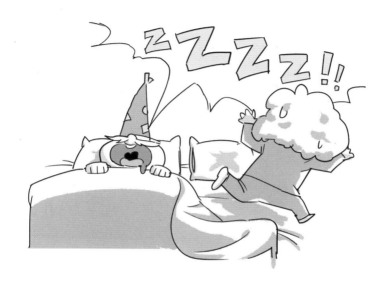

失眠

失眠是一种睡眠障碍，
患有失眠症的老年人可能会很早就醒来，
无法再次入睡。

阻塞性睡眠呼吸暂停

响亮或频繁的打鼾；
即使是在你睡了一整晚后，白天仍然嗜睡或疲劳；
睡眠时反复憋醒或喘不过气。

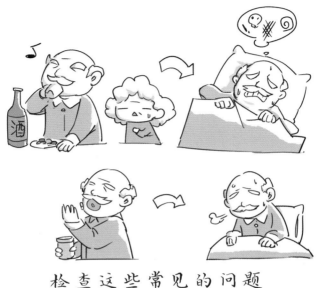

检查这些常见的问题

酒

不要用酒来帮助自己入睡。
它使你更有可能在晚上醒来或做噩梦。

安眠药

安眠药使用不当会让你第二天感觉很累。
此外，它们可能会导致你在白天经常打瞌睡，
这让你在晚上更难入睡。

其他药物

许多药物可能会影响你入睡和保持睡眠的能力，
或影响你的睡眠质量。例如β-受体阻滞剂和非处方止痛药。

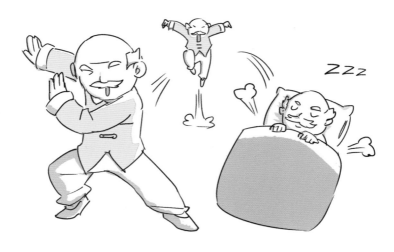

老年人能做些什么来改善睡眠?

运动

有时人们无法入睡是因为他们白天没有足够的活动。

小睡一会儿

白天小睡一会儿可能是夜间睡眠的一个很好补充。
午睡时间不要超过1小时,
不要在下午太接近晚上的时候小睡。

改变你的睡眠习惯

不要强迫自己赖在床上,当你醒来的时候就起床,
直到你晚上准备睡觉的时候再回到床上。

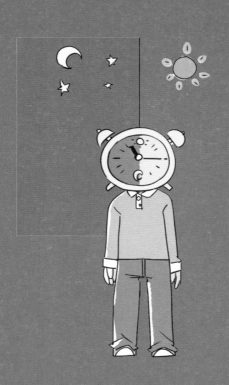

六、了解你的生物钟

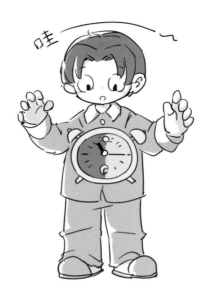

什么是生物钟？

你的身体有一个内部"时钟"。
这个时钟会向你的身体发出信号，
告诉你什么时候该睡觉，什么时候该起床。
生物钟还控制着血压和消化等。

你体内的生物钟大约按24小时为1个周期运行，
这就是生物节律。
身体利用光线来判断是白天还是黑夜。
通常情况下，你白天很清醒，晚上很困。

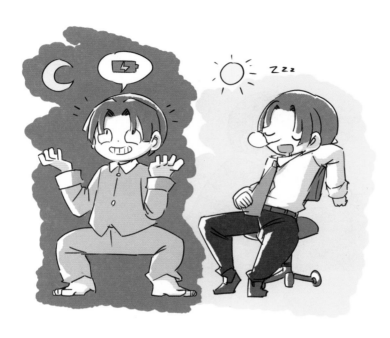

如果环境发生了变化，
你身体的昼夜节律就会随着时间的推移而改变。

当你清醒和警觉的时间
与你需要工作或社交的时间不匹配时，
你可能会有昼夜节律紊乱。

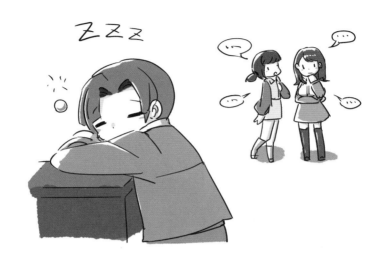

什么是昼夜节律紊乱？

昼夜节律紊乱

有些人自然入睡和醒来的时间与大多数人不同。
这可能会让他们很难在正常的时间和朋友一起工作
和参加社交活动。

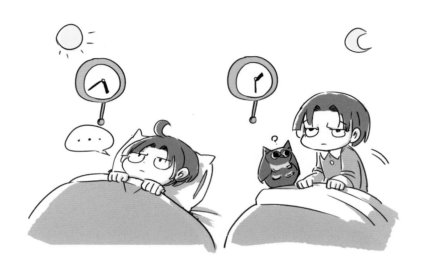

睡眠-清醒时相前移障碍

如果你发现自己在下午5点或6点已经很困，
需上床睡觉，
但在凌晨2点或3点会醒来。
你可能有睡眠-清醒时相前移障碍。

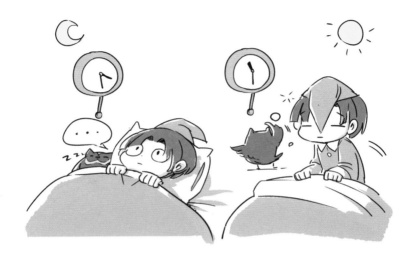

睡眠-清醒时相延迟障碍

如果你在凌晨3点或4点之前很难入睡，
然后一直睡到中午，
那么你可能患有睡眠-清醒时相延迟障碍。

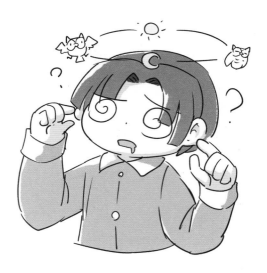

非24小时睡眠-清醒节律障碍

当你的睡眠和醒来时间通常每天都会延迟时，就会发生非24小时睡眠-清醒节律障碍。

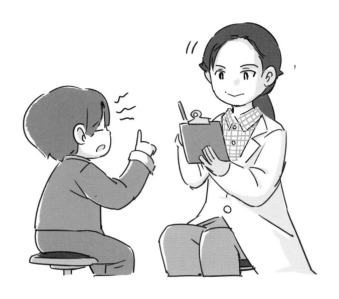

无规律型睡眠-清醒节律紊乱

当你在一天中每隔3～4个小时就要睡一觉时，
就是无规律型睡眠-清醒节律紊乱的表现。

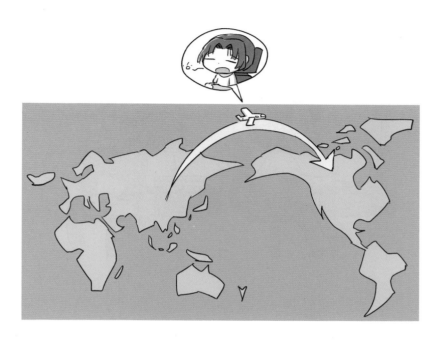

时差

时差是指一个人跨越多个时区，
难以适应新的作息时间。

症状包括：
难以入睡、感到疲惫或缺乏判断力，
出现胃肠道的问题等。

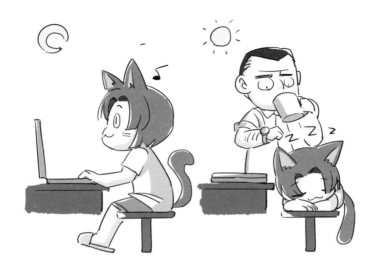

轮班工作障碍

当你很难适应与身体生物钟相冲突的工作安排时，
就会出现轮班工作障碍。

你可能不得不在身体需要睡觉的时候工作，
或者在身体想要清醒的时候睡觉。

如果你认为自己是"夜猫子"，
并且晚上睡得很晚，
那么你可能更容易适应夜班工作。

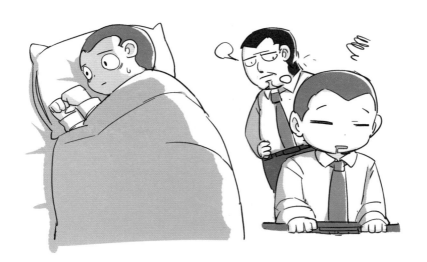

　　然而，许多人很难适应夜班或轮班工作。
不是每个轮班工作的人都患有轮班工作障碍。

　　如果经过1周或者更长时间的轮班工作后，
即使在床上7～8个小时，你仍难以入睡或保持睡眠，
并感到疲惫，你可能患上了这种轮班工作障碍。

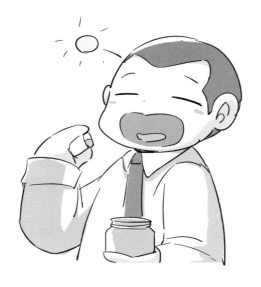

如何治疗昼夜节律紊乱

昼夜节律紊乱可以通过药物、褪黑素、强光疗法或行为改变来治疗。

药物可以帮助人们入睡或保持清醒。

褪黑素是大脑中产生的一种自然激素，它可以告诉你的身体什么时候该睡觉了。

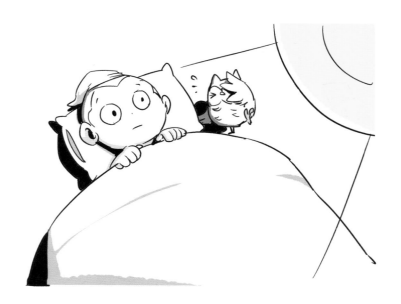

强光疗法

保持充足的光线有助于使你的生物钟得到调整。

强光疗法通常包括：
在特定时间暴露在特殊的人造光下。
医生可以用强光疗法
来帮助你重置生物钟。

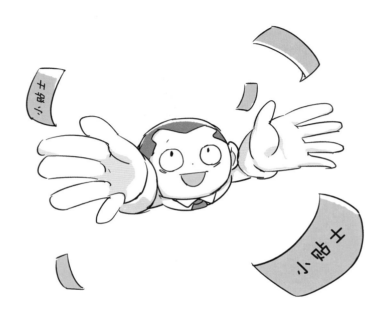

应对倒班工作造成的昼夜节律紊乱

休息日的适当作息；
规律饮食，适量饮食；
良好的睡眠环境；
运动；
调整睡眠时间表。

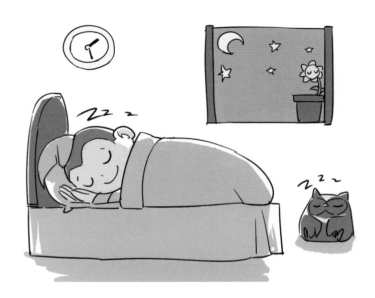

休息日的适当作息

需上夜班的人，
如在休息日按规律夜间睡眠
将很难适应倒班工作。

如果你需要轮班工作，
那么在休息日尽量保持在较晚的时间上床睡觉。

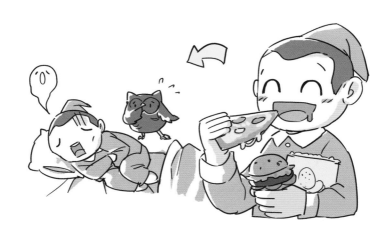

规律饮食，适量饮食

尽量保持有规律的饮食安排。
否则，你可能会在半夜因为饿了醒过来。

不要吃油腻的食物，
因为它们会让你在睡觉时感到不舒服。

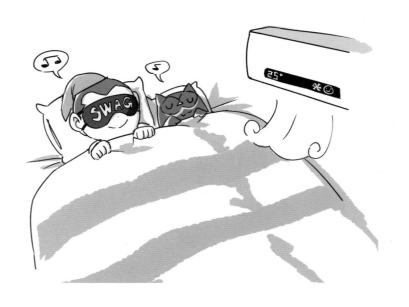

良好的睡眠环境

保持卧室黑暗。
可以使用遮光窗帘或使用眼罩。

尽量保持卧室温度适宜。
大多数人喜欢25℃左右，
可根据需要降低或提高卧室温度。

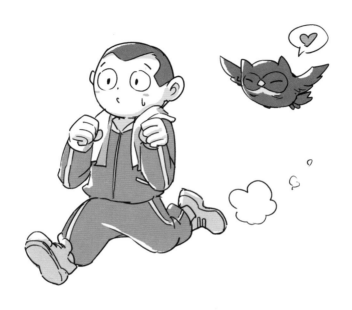

运动

白天适当运动可以帮助你晚上更好地入睡。

让锻炼成为你健康生活计划的一部分，
这样可以降低轮班工作中常见的体重增加的概率。

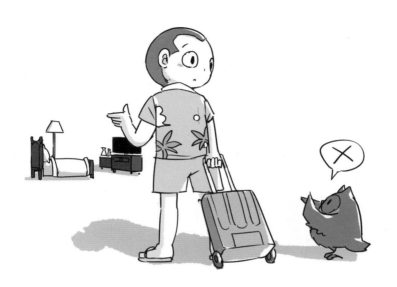

调整睡眠时间表

如果你在旅行，
试着在去新时区之前改变你的作息时间表。

到了新的时区，尽量不要打盹，
试着按照新的时区时间来安排作息。

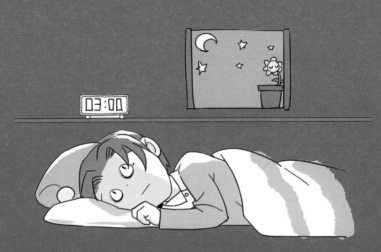

七、关于失眠

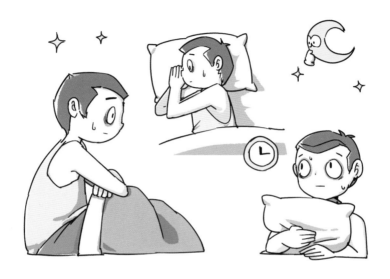

你有失眠的烦恼吗?

晚上醒来后你发现自己无法再入睡,
躺在床上辗转反侧几个小时。

害怕睡觉,因为你觉得你从来没有睡过一个好觉。

如果你对以上至少一个问题的回答是肯定的,
那么你可能患有失眠。

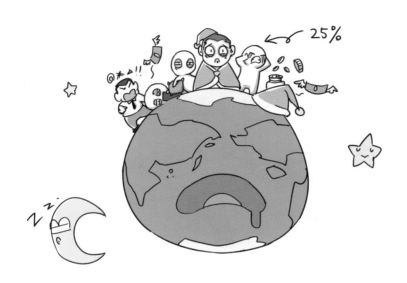

了解失眠

失眠是一种常见的大众健康问题，
影响了全球约25%的人群。
因失眠而影响工作和占用医疗资源，
所造成的经济损失不小。

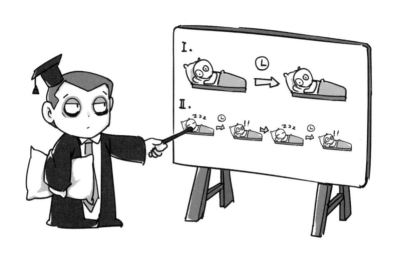

什 么 是 失 眠？

失眠是一种睡眠障碍，常表现为
无法入睡，无法保持连续睡眠或异常早醒。

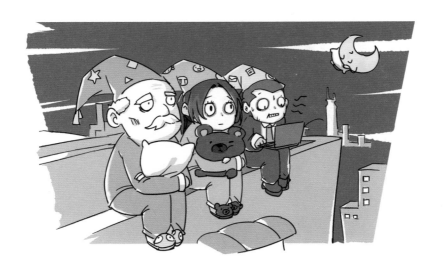

谁有失眠的危险？

每个人都有可能会失眠，
但在一些群体中更常见，如：
老年人、女性、常感到压力的人群、
有身心健康问题的人。

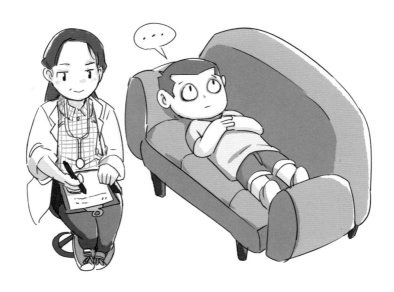

失眠，属于身体问题还是心理问题？

属身心疾病，

失眠和焦虑、抑郁都是独立的疾病。

治疗失眠可使焦虑和抑郁症状得到不同程度的缓解。

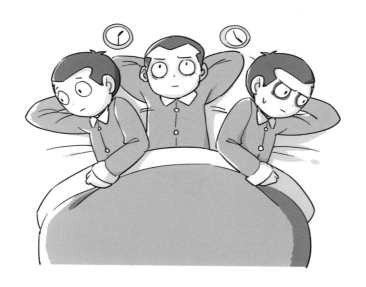

睡不着就等于失眠吗？

我们可以从慢性失眠的定义来理解：
入睡或重新入睡的时间超过30分钟；
这种状况至少持续3个月，每周发生至少3次；
尽管有充足的时间和适宜的环境，但无法入睡；
有白天感到疲惫和/或记忆力下降的问题。

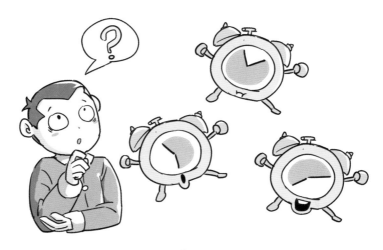

几点睡算熬夜?

每个人都有自己独特的生物钟。

中性睡眠时相的人:

22:00—23:00睡觉,6:00—7:00起床;

睡眠时相延迟的人:

凌晨2:00—3:00才困,中午才起床。

睡眠时相前移的人:

19:00—20:00已经很困,凌晨3:00—4:00就醒了。

每个人的生物钟是不一样的,
超过自己正常睡觉的时间点,就算熬夜。

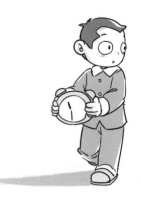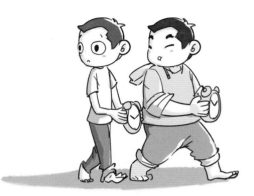

睡多久最合理？

正常的睡眠需求，是有个体差异的。
有些人每晚只需5～6小时的睡眠就足够，
而有些人却每晚需要9～10小时的睡眠，
同一年龄阶段的人所需的睡眠量也是不同的。

所以睡多久最合理，
主要是找到每个人的适合睡眠时间窗。

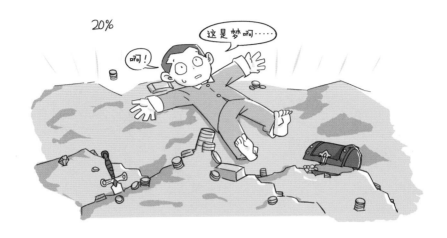

为什么我一整晚都在做梦？

基于对睡眠的记录和描述，
我们发现这种表述是不客观的，
说整个晚上都在做梦的朋友，
其实因为他们是在做梦期醒来。

80%

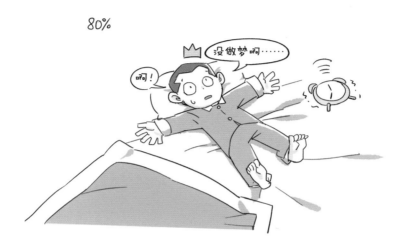

我睡得很好，一夜无梦

这种表述也是不客观的，
说一夜无梦的朋友，
其实因为他们不是在做梦期醒来。

实际上我们每天晚上大约20%的时间在做梦，
这是正常的需要。

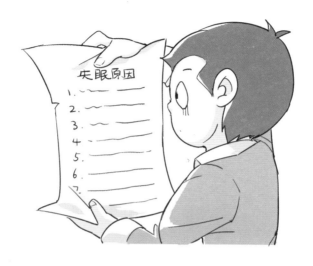

导致失眠的原因是什么？

失眠一般没有单一成因，但会由下列几个因素引起：

性格

完美主义者、焦虑性格的人比较容易失眠。

环境

光线强、温度不适、噪声（如伴侣的鼾声）、不舒适的床。

心理因素

压力、悲伤、抑郁、焦虑、狂躁等。

身体疾病

阻塞性睡眠呼吸暂停、哮喘、耳鸣、长期疼痛等。

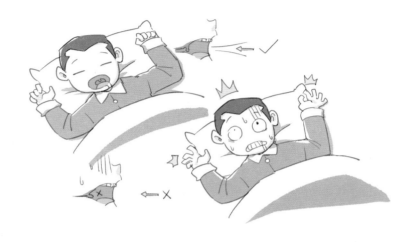

有些睡眠障碍会导致或加重失眠

阻塞性睡眠呼吸暂停

有些患有阻塞性睡眠呼吸暂停的人
晚上也难以入睡。

很多时候，你不会记得你半夜醒来后又睡着了，
然而，你也可能醒来后无法再次入睡了。

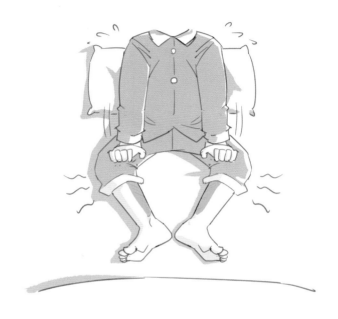

不宁腿综合征

不宁腿综合征发生时你会觉得必须移动你的腿，
可能腿部还会有灼烧感或发痒。

不宁腿综合征会让你很难入睡，
白天你可能会觉得很累。

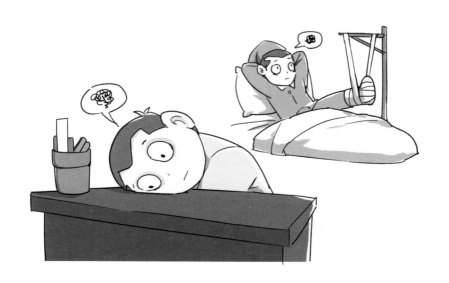

抑郁症

抑郁症是常见的精神疾病之一，
患有抑郁症的人通常很难入睡或难以保持睡眠。

抑郁症的症状包括：
缺乏兴趣或不喜欢通常会让人感到快乐的活动。

疼痛

由于关节炎或癌症等其他疾病引起的
慢性疼痛会影响睡眠。

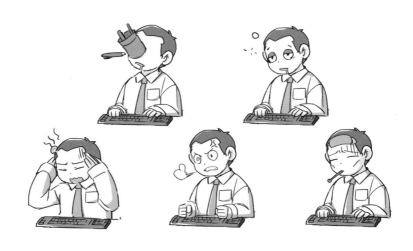

未予适当处理的失眠对健康的影响

长时间疲劳，
反应迟缓，
头痛，
脾气暴躁，
焦虑，
免疫力下降。

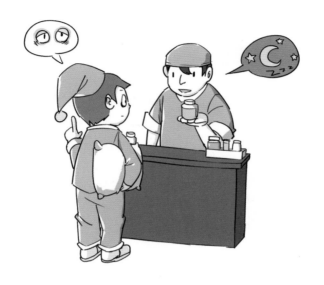

失眠怎么治疗?

药物可以用来治疗失眠,
处方药或非处方药可以帮助你入睡或保持睡眠。

目前安眠药为失眠者提供了安全有效的治疗方法。

然而,许多安眠药并不能长期服用,会有副作用。

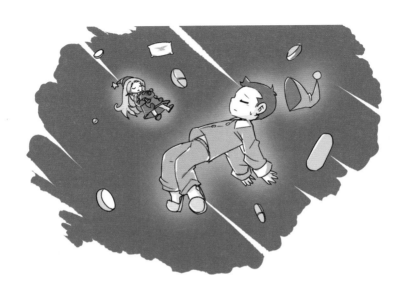

安眠药的作用

虽然安眠药可以帮助我们入睡，
并延长睡眠时间，
但大部分的安眠药会不同程度干扰我们的
深睡眠期和做梦期，
使这两段时间的比例变化，
所以虽然睡眠的时间延长了，
但睡眠质量并不一定好。

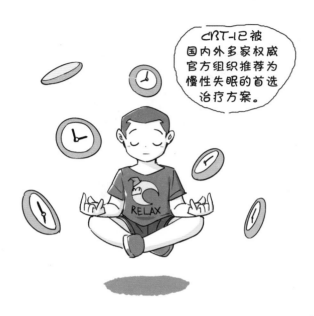

CBT-I已被国内外多家权威官方组织推荐为慢性失眠的首选治疗方案。

失眠的认知行为疗法（CBT-I）*

失眠的认知行为疗法是一种非药物治疗失眠的行为。
失眠的认知行为疗法主要针对那些让你睡不好觉的想法
和行为，帮助你学习新的策略，让你睡得更好。
失眠的认知行为疗法包括减压、放松和睡眠时间管理的技巧。

很多人把药物和失眠的认知行为疗法结合起来。
失眠很常见，但大多数人都能找到合适自己的治疗方法。

---

*失眠的认知行为疗法：cognitive behavior therapy of insomnia，CBT-I。

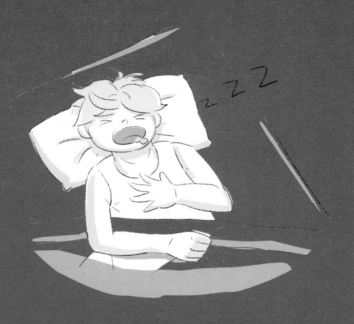

八、当打鼾遇上失眠

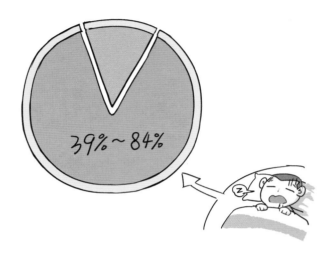

当打鼾遇上失眠，治疗一个都不能少

很多人眼里"失眠是睡不着，打鼾是睡得香"，
若同时出现在一人身上，会是什么情况呢?

39%～84%的失眠患者存在打鼾，
且伴有睡眠中的憋气和缺氧。
二者可互为因果，相互影响。

诱发或加重失眠的原因很多，
其中打鼾是常见原因之一。

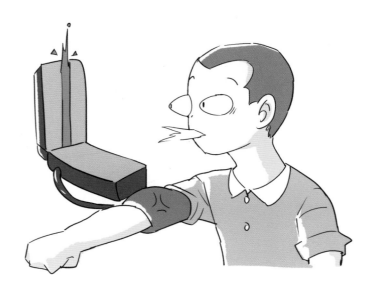

睡眠中伴有憋气和缺氧的打鼾，
又称阻塞性睡眠呼吸暂停，
是一种以睡眠中上气道反复完全阻塞
或部分阻塞为特征的慢性病，
也是一些疾病
（高血压病、糖尿病、脑梗死、脑出血、失眠等）
的常见危险信号，对健康危害极大，
严重者甚至会威胁生命。

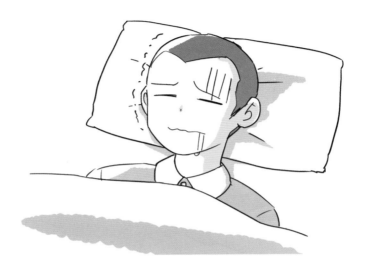

失眠和打鼾同时存在时，
有什么影响呢？

研究发现，当失眠遇上打鼾，
产生的危害远远大于
单纯失眠或单纯阻塞性睡眠呼吸暂停。

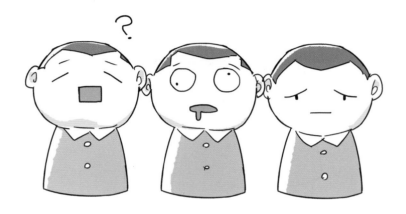

失眠和打鼾同时存在会造成总睡眠时间更短，
入睡潜伏期更长，睡眠效率更低，
认知损害（记忆力减退、注意力不集中、
警觉性下降等）更严重，
抑郁、焦虑发病率更高，
同时表现出更多的精神症状及躯体症状。

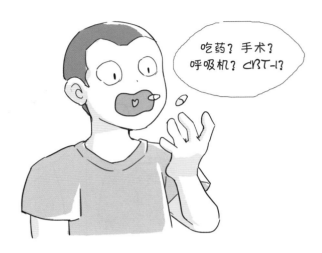

当失眠遇上打鼾，该如何治疗呢？

失眠的传统治疗方式为镇静催眠类药物，
虽然可以改善患者的睡眠情况，
但难以改善入睡后的憋气和缺氧，
甚至因此类药物的肌肉松弛、降低气道反应、
呼吸抑制等作用，进一步加重憋气和缺氧。

治疗上就算不使用使肌肉松弛、呼吸抑制的药物，
甚至单采用针对失眠的非药物治疗，
也可能因睡眠中憋气和缺氧的存在影响疗效，
甚至成为不能撤药的原因。

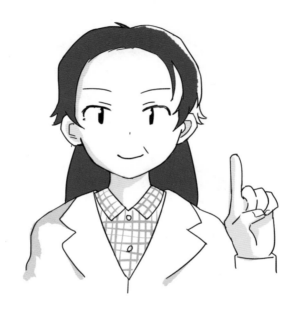

阻塞性睡眠呼吸暂停是
一种需要多学科综合治疗的慢性病，
治疗方案需由专业睡眠医生根据患者检查结果
及合并症综合拟定。需要内外科综合治疗和管理。

因此，当失眠遇上打鼾，
理想的治疗方式是对失眠和打鼾分别进行积极干预，
以达到最佳疗效。

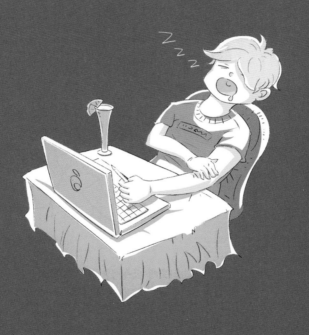

九、打鼾和阻塞性睡眠呼吸暂停

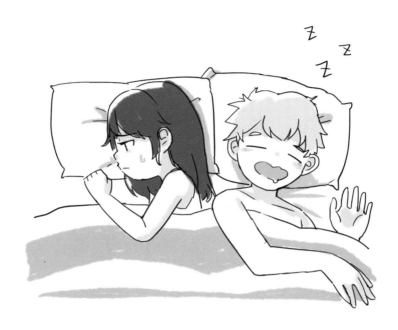

你是否在白天很困，即使你已经睡了一整夜？

你会在白天的一些重要场合睡着吗？

同床的人有没有注意到你睡觉时打鼾声音很大，
或者睡眠时存在呼吸暂停？

如果有肯定的回答，
就提示你可能患有阻塞性睡眠呼吸暂停。

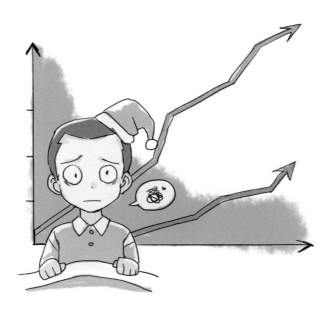

打鼾是否说明睡眠质量出了问题?
答案是肯定的。

很多打鼾者睡眠片段化,
浅睡眠期比例增加。

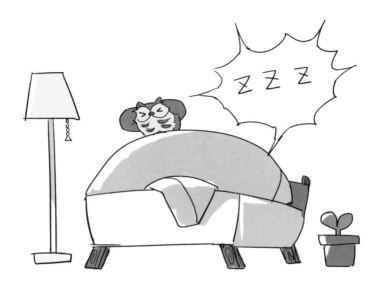

了解阻塞性睡眠呼吸暂停和打鼾

当你入睡时，上呼吸道的肌肉处于放松状态。
如果你仰卧而睡，重力会导致舌头向后坠，
这会使气道变窄，使进入肺的氧气量减少。

当上气道狭窄时，就会引起打鼾，
当气道完全关闭时，呼吸就会暂停。

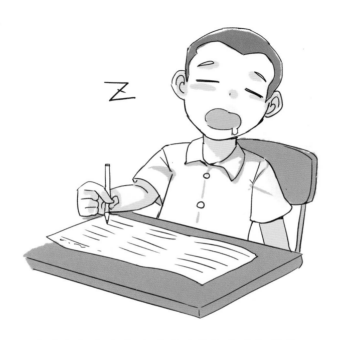

　　有些打鼾患者白天的嗜睡感是很难控制的，
有的患有阻塞性睡眠呼吸暂停的学生，
居然在考试时也会睡着。

　　有些重度的阻塞性睡眠呼吸暂停患者
可以一天24小时都在睡觉。

阻塞性睡眠呼吸暂停患者的睡眠结构紊乱，
睡眠质量很差，
睡觉对他们来说是个负担。

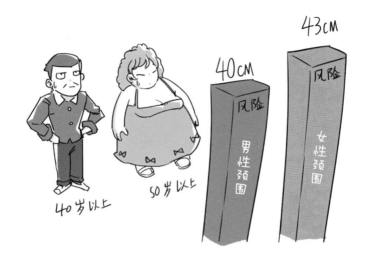

患阻塞性睡眠呼吸暂停的高危人群

超重，高血压病，40岁以上男性，50岁以上女性。

男性颈围40cm以上，女性颈围43cm以上是个信号，
但并不是所有的阻塞性睡眠呼吸暂停患者
都有这些风险因素。

儿童可因扁桃体肿大或气道狭窄而患阻塞性睡眠呼吸暂停。

年轻人，即使是身体健康的人，
也可能患有阻塞性睡眠呼吸暂停。
仅仅通过观察不可能诊断出是否患有阻塞性睡眠呼吸暂停。

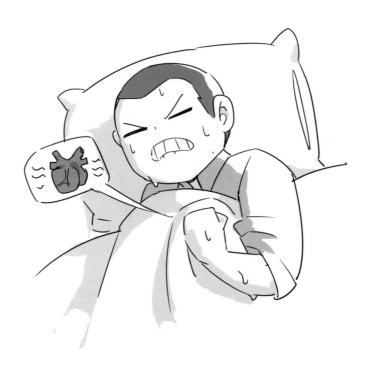

阻塞性睡眠呼吸暂停患者的风险有哪些？

阻塞性睡眠呼吸暂停会增加患以下疾病的风险：
高血压病、冠心病、肺动脉高压、
中风、糖尿病、
抑郁症、认知损害。

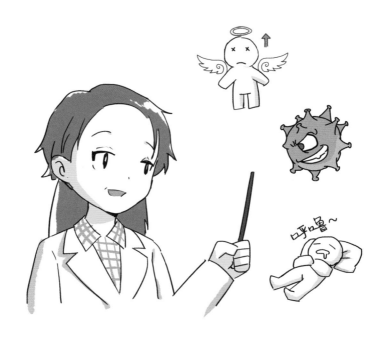

最近的研究发现：
阻塞性睡眠呼吸暂停与一些肿瘤的发生、
发展和预后相关；

阻塞性睡眠呼吸暂停会显著促进肿瘤的进展和
增加肿瘤患者死亡率。

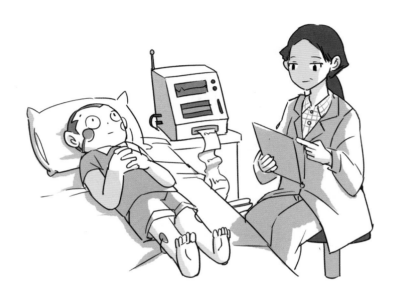

如何诊断阻塞性睡眠呼吸暂停？

可以在睡眠监测过程中，
测量呼吸和血氧饱和度。
睡眠评估可以在睡眠中心进行，
也可以在家中进行。

睡眠监测结果有助于阻塞性睡眠呼吸暂停的诊断。

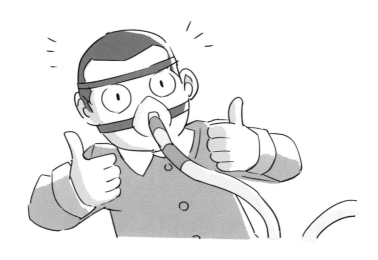

气道正压通气治疗通常是成人阻塞性睡眠呼吸暂停的首选治疗方法

气道正压通气治疗，
可以预防或减少阻塞性睡眠呼吸暂停
引起的严重后果。

气道正压通气治疗可以帮助不同程度的阻塞性
睡眠呼吸暂停患者。

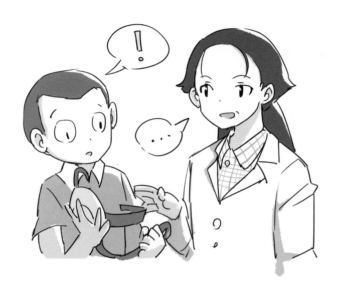

确诊为阻塞性睡眠呼吸暂停，就直接戴无创呼吸机治疗吗？

其实不是。治疗前需行气道压力滴定，
这是提高呼吸机治疗依从性的前提和保障。

应用夜间无创呼吸机治疗后，还要定期随访，
必要时需重新调整呼吸机参数。

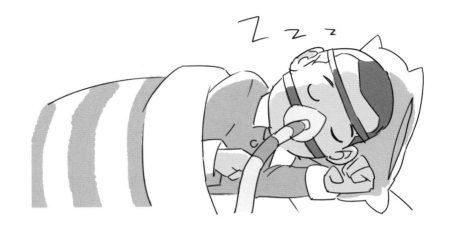

是一直在医院行无创呼吸机治疗吗?

并不是每天晚上都在医院,
而是在医院调好呼吸机参数,
晚上睡眠时在家佩戴无创呼吸机治疗,
定期回医院随访。

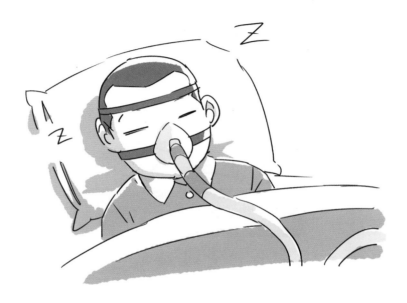

有不同形式的气道正压通气治疗

所有气道正压通气都有助于夜间保持呼吸道畅通。

治疗设备在你睡觉时通过鼻罩为你提供空气"支架"，
可防止你的气道关闭，睡觉时呼吸不会暂停，
也不会在晚上频繁觉醒。

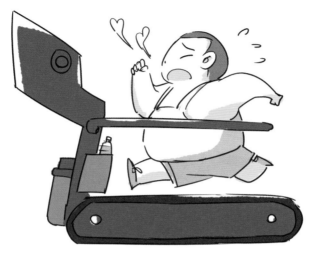

还有其他治疗阻塞性睡眠呼吸暂停
的方法吗？

在睡觉期间佩戴口腔咬合器，
用于治疗轻度到中度的阻塞性睡眠呼吸暂停。

如果你超重，减重可以帮助改善或消除你的阻塞性
睡眠呼吸暂停。

可以通过手术，如：扁桃体切除术、下颌骨前移术、
胃减容术等，来治疗。

生活方式或行为的改变，
如：戒烟、戒酒，也可以帮助治疗。

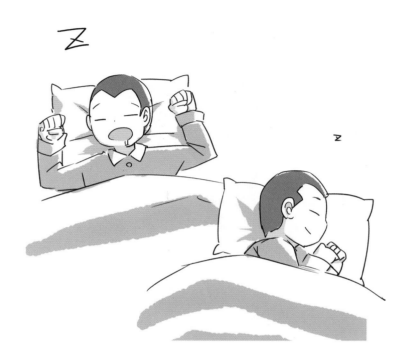

调整睡眠姿势

睡眠打鼾是因为睡觉时上气道塌陷引起的，

侧身睡眠可以在一定程度上让上气道打开，

使打鼾有所缓解。

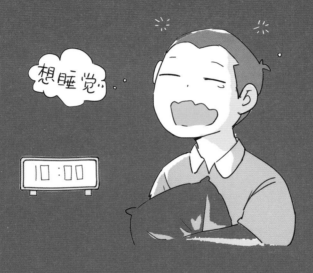

十、发作性睡病

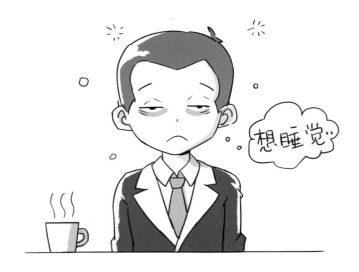

你总是觉得累吗？

即使你晚上有足够的睡眠，
但是白天还是会有想要睡觉的冲动。

工作、吃饭或与人交谈时睡着了。

短暂的小睡之后，你会觉得很清醒，
但很快就会变得昏昏欲睡。

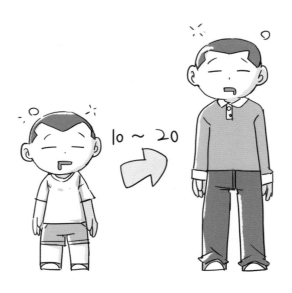

你可能患有发作性睡病

发作性睡病主要症状是白天过度嗜睡，
通常在10～20岁之间出现。

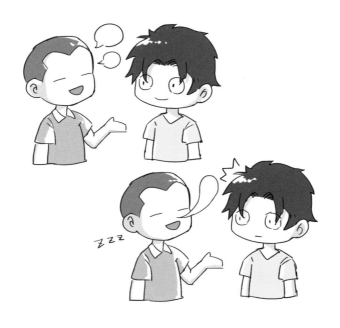

白天过度嗜睡

尽管经过一整夜的睡眠，白天也会感到极度嗜睡。

睡意可能在许多不同的活动中出现，
包括与他人交谈或开车时。

这种睡意很难预防，
短暂的小睡之后，人们会感到清醒，
但这种睡意通常会在一两个小时后再次出现。

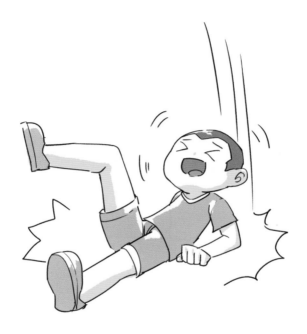

发作性睡病的症状

猝倒

猝倒因肌肉无力造成，程度从轻微到严重不等，
通常由强烈的情绪引发。

猝倒型发作性睡病患者在大笑或生气的时候，
眼睑上可能会产生轻微的压迫感，
这也可能会导致他们摔倒。

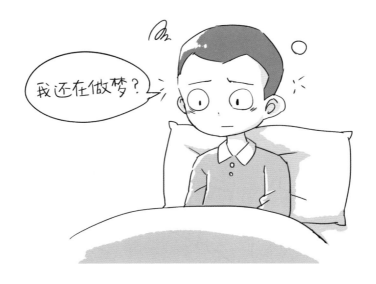

睡眠幻觉

　　发作性睡病患者在入睡或醒来时可能会
产生强烈的、类似梦境的幻觉，称为睡眠幻觉。

睡眠瘫痪

在入睡或醒来时
四肢无法活动、无法开口说话等，
但仍清醒，称为睡眠瘫痪，俗称"鬼压床"。

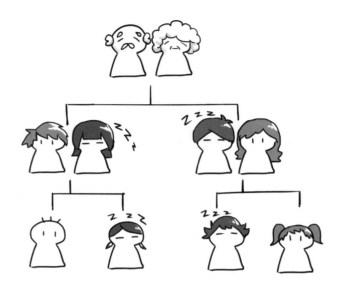

导致发作性睡病的原因是什么?

发作性睡病在一些家族中存在,
但大多数病例不是遗传的。

研究表明,
患有猝倒型发作性睡病的人经常会缺失一种叫作
下丘脑分泌素（hypocretin）的物质。

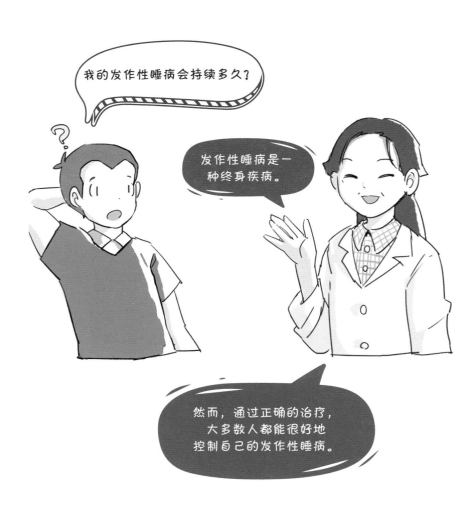

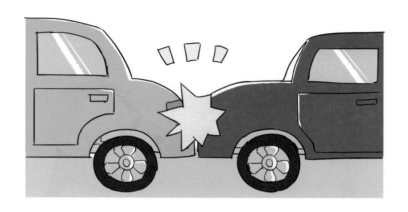

如果我有发作性睡病，我可以开车吗？

在你的发作性睡病没有得到治疗的情况下，
开车是非常危险的。

研究表明，
未经治疗的发作性睡病患者发生车祸的可能性是
经治疗的发作性睡病患者的10倍。

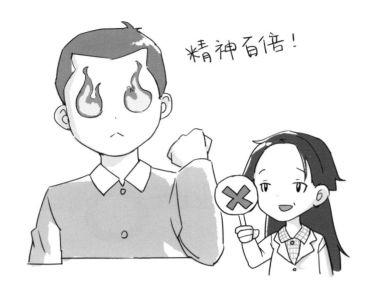

精神百倍！

正确或错误？

我不会有发作性睡病，因为我不会整天睡觉。

这种判断是错误的。

当把每天的总睡眠时间加起来，
发作性睡病患者可能比没有发作性睡病的人睡得更少。

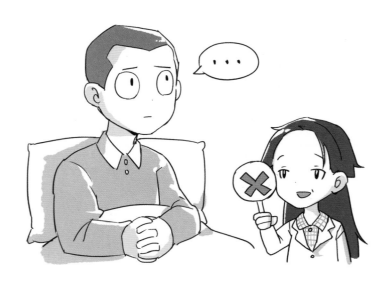

我不会有发作性睡病，因为我晚上睡不好。

这种判断是错误的。

大多数发作性睡病患者有睡眠问题，
可能在夜间反复醒来。

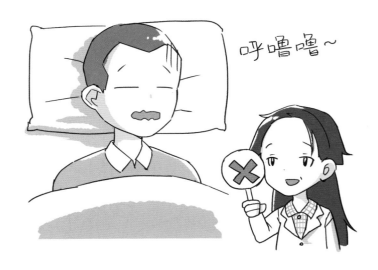

呼噜噜~

我不会得发作性睡病，
因为我有阻塞性睡眠呼吸暂停。

这种判断是错误的。

许多有发作性睡病的人
可能患有不止一种睡眠障碍性疾病。

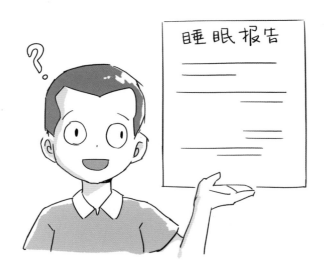

我怎么知道我有发作性睡病呢？

　　许多人并不知道自己有发作性睡病。
有一些测试可以帮助你确定是否患有发作性睡病。

多导睡眠监测

你可以到睡眠中心进行监测，收集你的睡眠数据。

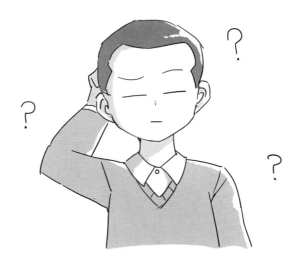

多次睡眠潜伏期测试（MSLT）

这个测试是在睡眠中心进行的，
你可以在白天的固定时间小睡一会儿。
数据是关于你入睡速度的。

下丘脑分泌素水平测定

这需要做腰椎穿刺，
从脑脊液样本中测定下丘脑分泌素水平。

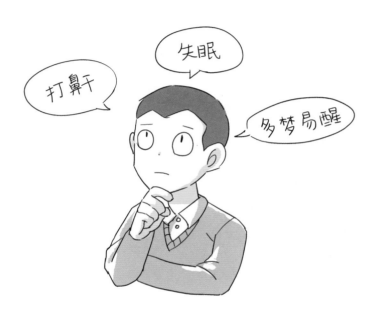

我还会有其他睡眠障碍吗？

许多睡眠障碍会导致人们在白天感到疲劳。

不经测试很难确定你是患有发作性睡病，
还是患有其他睡眠障碍，
或者是发作性睡病合并其他睡眠障碍。

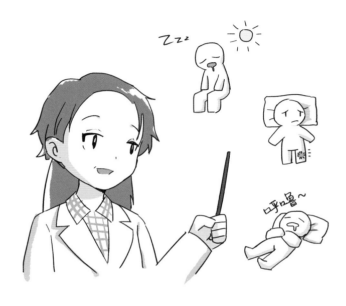

可能导致过度嗜睡的睡眠障碍疾病

昼夜节律紊乱、
不宁腿综合征、
阻塞性睡眠呼吸暂停。

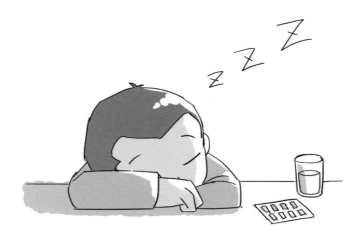

发作性睡病怎么治疗?

药物常用于治疗发作性睡病
许多人服用刺激性药物来帮助他们在白天保持清醒。
有些人服用某些类型的抗抑郁药来帮助治疗猝倒。

定时小睡
可在日间安排小睡（例如15分钟），
以减少突如其来的睡意。

安排固定的作息时间
晚上定时睡觉，并保证足够睡眠。

有规律的生活方式有助于你
控制发作性睡病。

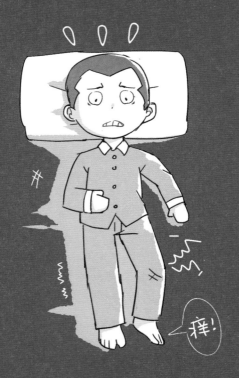

十一、不宁腿综合征

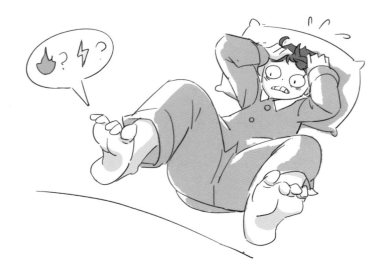

不宁腿综合征有哪些症状？

如果你感到无法抗拒的想移动双腿，
腿部还会有灼烧感或发痒，
你可能患有不宁腿综合征。

如果你四处走走，
不舒服的感觉可能会暂时消失。

通常情况下，晚上比早上更严重。
有些人只有在晚上才会有症状。

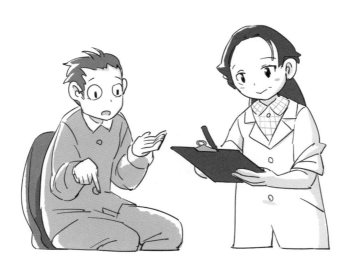

我是否患有不宁腿综合征？

睡眠专科医生会询问你的病史。

多导睡眠监测可以帮助排除其他睡眠障碍，
通过整夜监测腿部活动，
可帮助诊断不宁腿综合征。

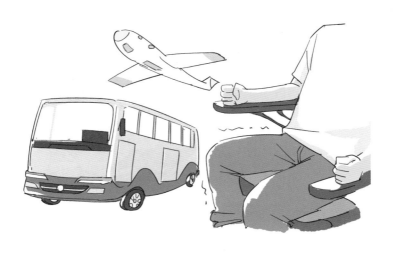

未经治疗的不宁腿综合征的
后果是什么？

如果不及时治疗，
你的不宁腿综合征症状可能在几个月或几年里加重。

有时候，患有不宁腿综合征的人
很难长时间坐着不动。
他们在长途汽车或飞机旅行中可能会很难受。

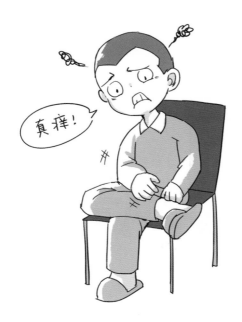

患有不宁腿综合征的人通常睡眠时间不够，或者睡眠质量很差。

如果你没有足够的睡眠，就会出现很多问题。

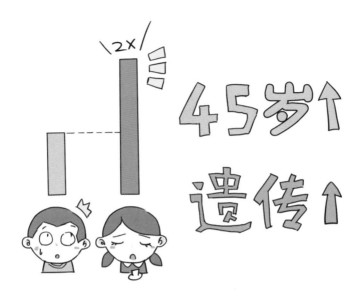

哪些人有患不宁腿综合征的危险？

女性

女性患不宁腿综合征的概率是男性的两倍。

45岁以上的人

大多数患者在45岁以后出现不宁腿综合征的症状。

家庭成员有不宁腿综合征

如果你家族中有患不宁腿综合征的成员，
你更有可能在45岁之前患上不宁腿综合征。

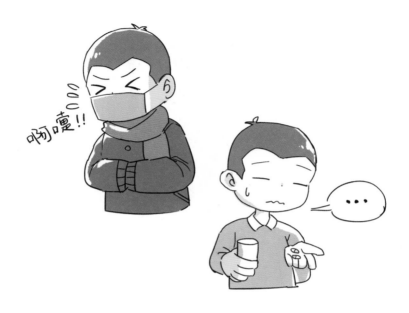

导致不宁腿综合征的原因是什么？

不宁腿综合征的原因目前还不清楚。

可能由其他健康问题或药物引起，
也可能是因其他健康问题或药物而加重。

铁水平低

低铁会影响脑细胞代谢，
从而导致不宁腿综合征。

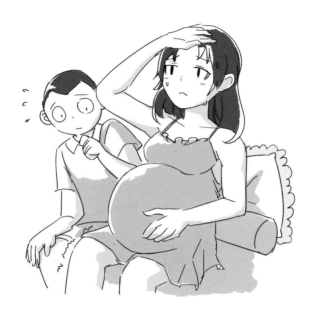

糖尿病

糖尿病会损害血管和神经，
影响腿部肌肉，引起不宁腿综合征。
治疗糖尿病可能有助于预防或改善你的症状。

怀孕

许多妇女在怀孕期间有不宁腿综合征。
通常在分娩后1个月内症状消失。

药物治疗

可能导致或加重不宁腿综合征的药物包括：
抗过敏的药物、抗抑郁药、安眠药和止吐药物等。

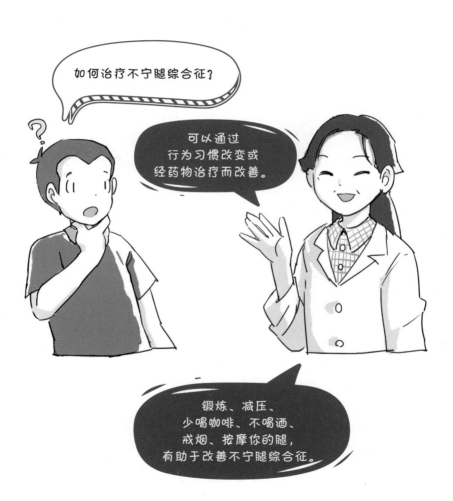

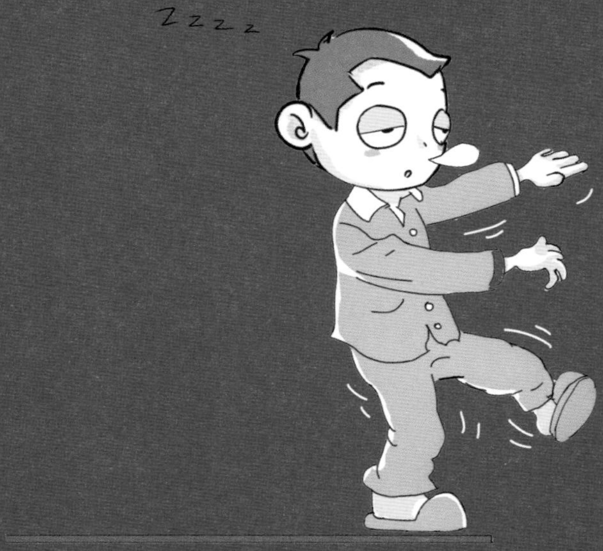
zzzz

十二、做梦期梦游

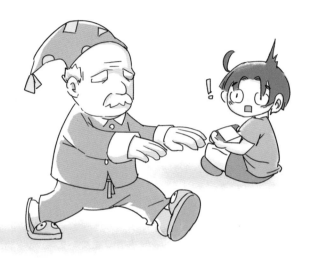

做梦期梦游

做梦期梦游又称快速眼动睡眠行为障碍。

是指患者在做梦期（快速眼动睡眠期）时，
肌张力的抑制出现问题，因而做出梦境中的行为，
并不自觉地做出暴力动作。

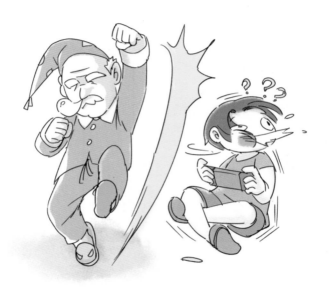

研究发现，
这种病有可能是早期脑退化的先兆，
八成患者在发病后约10年会出现帕金森病、
认知障碍等问题。

除了老年患者外，
并未发现年轻的患者有早期脑退化的情况。

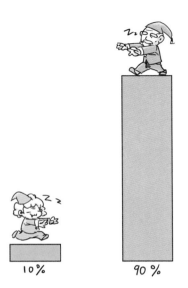

10%　　　　90%

哪些人会有做梦期梦游?

有做梦期梦游的多数是老年人,
通常在60岁以上的人群发病, 其他年纪也有可能发生,
其中九成以上是男性。

抑郁症患者会出现做梦期梦游。

有些发作性睡病、阻塞性睡眠呼吸暂停患者
也会有类似做梦期梦游的症状。

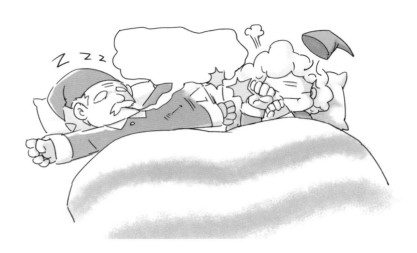

做梦期梦游有哪些表现？

睡眠时身体出现不自主的活动或说梦话，
或者跌下床，
甚至有暴力的行为，伤及自己或同床的人。

部分患者在清醒后回忆起的
发病时的行为与梦境有关。

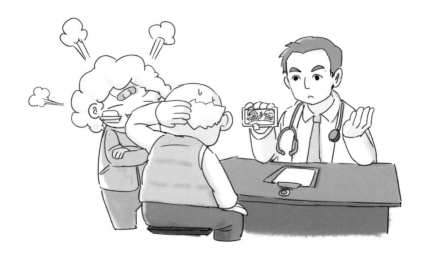

做梦期梦游如何诊断？

需由专科医生做出临床评估，
建议进行睡眠检查
（同步视频记录的多导睡眠监测），
以协助诊断患者是否患有做梦期梦游。

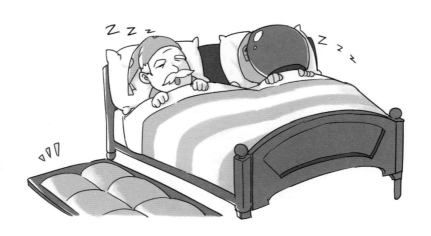

做梦期梦游如何治疗？

预防损伤

减少受伤的机会，
睡眠的环境应该有一些防护措施，
对于易触碰的坚硬表面都应该加软垫。

药物

有些药物可帮助减轻病情。

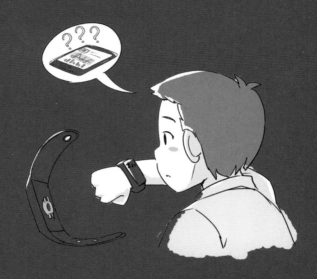

十三、睡眠监测可以靠手机App吗？

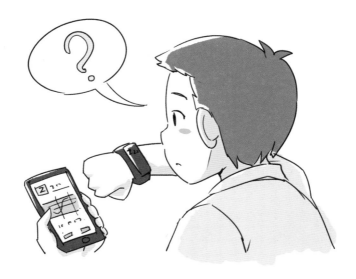

睡眠监测可以靠手机App吗？

不少朋友关注睡眠质量，
而且经常采用手机App监测自己的睡眠情况。

睡眠监测手环和手机App能推测出睡眠周期
（包括深度睡眠、浅度睡眠、快速眼动睡眠），
监测心率和打鼾情况。

但这些可靠吗？

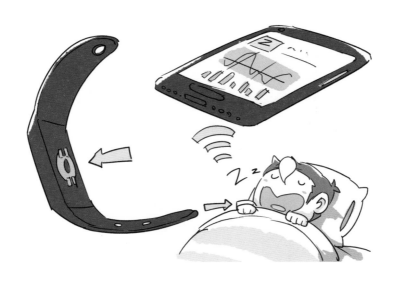

相信不少朋友曾经使用过这些App和手环，
其原理是使用体动记录仪，
来记录用户在睡眠中的运动状态，
分析其睡眠情况。

有些监测设备带有心率和血氧饱和度监测功能，
或者用麦克风收集用户鼾声数据，
对用户的睡眠情况可以做到粗略评估。

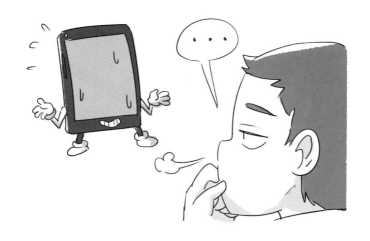

　　而大家比较关心的是深度睡眠、浅度睡眠、
快速眼动睡眠3个睡眠周期的长短，
其实就手机App的监测手段而言，
并不能还原睡眠周期的特征，
所以手机App监测的这部分数据参考意义不大。

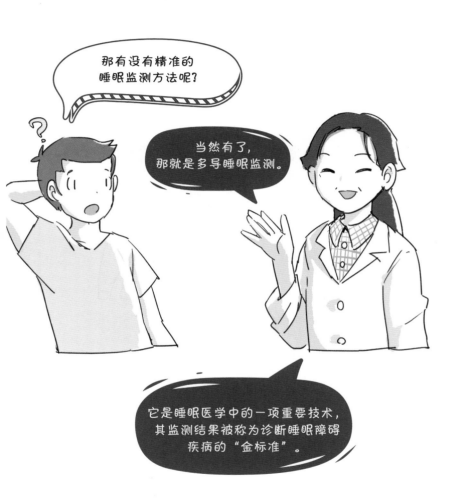

那有没有精准的睡眠监测方法呢?

当然有了,那就是多导睡眠监测。

它是睡眠医学中的一项重要技术,其监测结果被称为诊断睡眠障碍疾病的"金标准"。

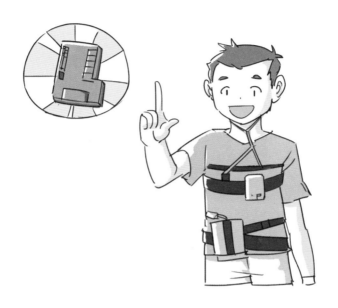

什么是多导睡眠监测？

多导睡眠监测（polysomnography，PSG）
是在睡眠监测室中应用多导睡眠仪持续同步采集、
记录和分析多项睡眠生理参数
及病理事件的一项检查。

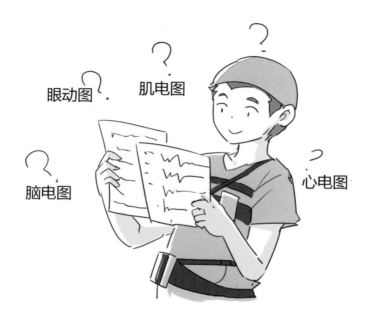

多导睡眠监测采集和记录的参数包括

脑电图、眼动图、肌电图、心电图、
口鼻气流、鼾声、呼吸运动、血氧饱和度、体位等。

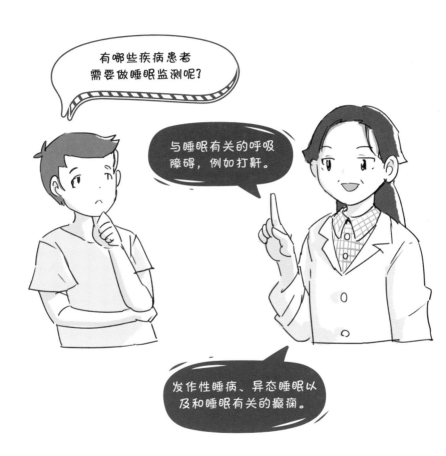

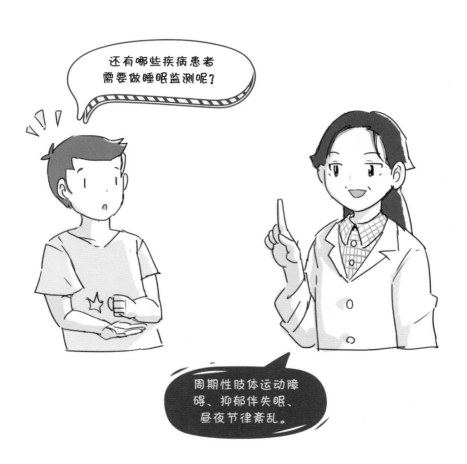

还有哪些疾病患者需要做睡眠监测呢？

周期性肢体运动障碍、抑郁伴失眠、昼夜节律紊乱。

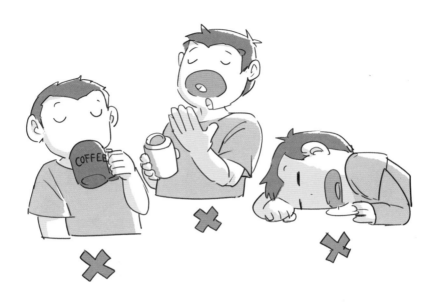

睡眠监测前注意事项

1. 监测当天勿进食含咖啡因的饮料或食品
（如茶、咖啡、巧克力等）。

2. 监测前勿饮酒，
勿使用精神科药物（如地西泮等），
如长期使用，请遵医嘱。

3. 监测当天最好不要小睡，以保证晚间睡眠。

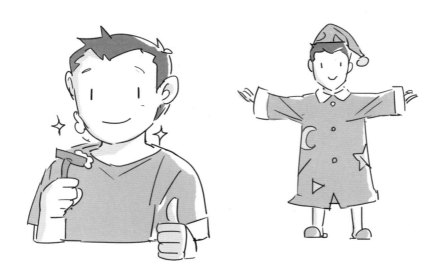

4. 男士请先刮胡子;
女士请不要涂护肤品或化妆,
应去除指甲油及水晶甲。

5. 此监测需在睡眠中心监测室睡一晚
(请穿宽松舒适的衣服)。

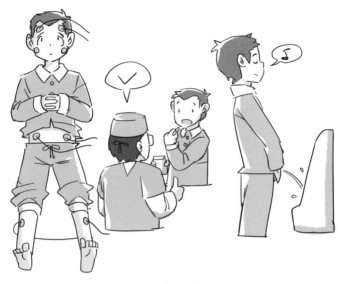

监测过程

1. 技术人员会在约20:30后安置感应探头和电极片，
并进行测试。
会在头部、脸部、身体、小腿放置感应探头和电极片，
监测过程安全，可能会有少许不舒适感觉。

2. 如睡前需要服用药物，
请按照技术人员指示服用。

3. 睡前不要大量喝饮料，
睡眠监测开始前先去洗手间。

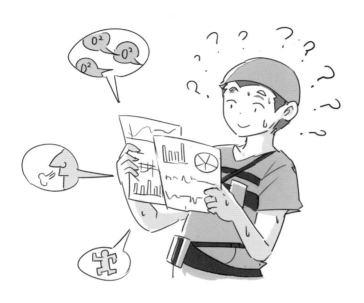

4. 监测时，信号接收仪器会记录各种数据，
如眼动图、脑电图、肌电图、心电图、鼾声、
呼吸事件（呼吸暂停、低通气）及血氧饱和度等，
以诊断睡眠相关疾病。

5. 为防止信号干扰，
睡眠监测期间请关掉手机或其他电子产品。

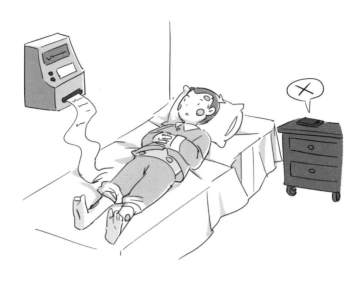

6. 监测过程中，请尽量放松，选择舒适体位。

7. 监测后头发上残留的黏胶可用洗发水及温水去除。

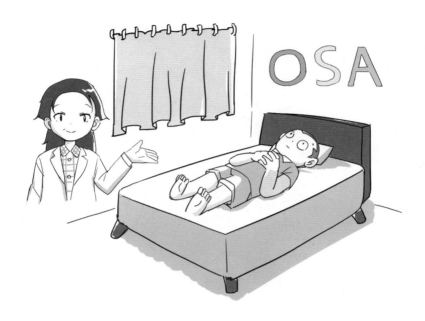

除了多导睡眠监测，
对疑似中度至重度阻塞性睡眠呼吸暂停症状典型，
无明显合并症的患者，
也可以采用家庭阻塞性睡眠呼吸暂停检查(HSAT)，
简称睡眠初筛，
这种检测可在患者家中进行。

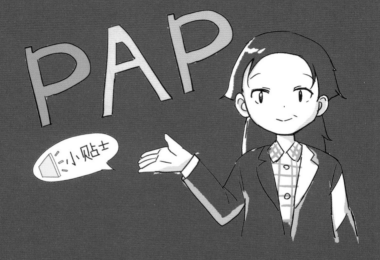

十四、气道正压通气治疗的技巧

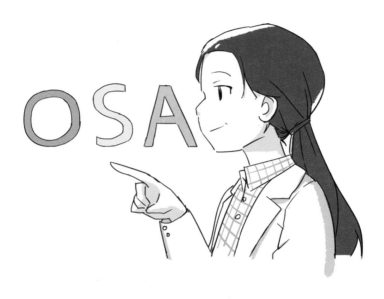

你了解阻塞性睡眠呼吸暂停与气道正压通气治疗吗?

如果你被诊断为阻塞性睡眠呼吸暂停,
并且需要接受气道正压通气治疗,
可能一开始不容易适应。

但每晚使用气道正压通气治疗,
可明显提高你的生活质量。

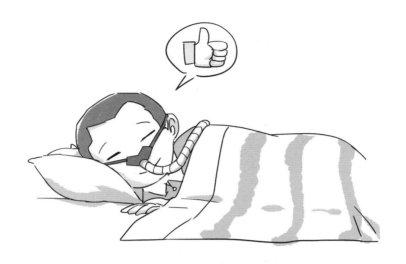

什么是气道正压通气治疗？

气道正压通气是阻塞性睡眠呼吸暂停最常见的治疗方法，
有不同模式的气道正压通气治疗方法，
所有的通气模式都有助于你在晚上睡觉时
保持呼吸通畅，
这些设备在你睡觉时通过你戴的鼻罩提供持续的
气流压力。

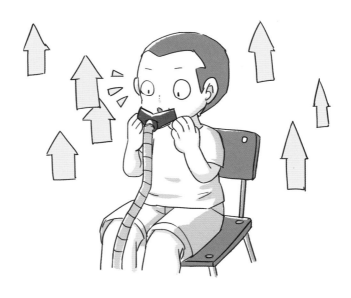

接受气道正压通气治疗是一种生活方式的改变，
每天晚上都使用效果最好，
你在午睡的时候也要使用气道正压通气。

一个晚上不使用气道正压通气即会对血压产生负面影响。

你用的越多，白天精神就越好。

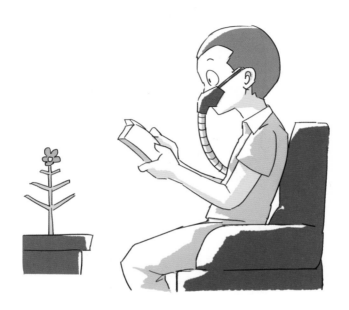

帮你适应气道正压通气治疗的十二招

1. 当你在白天看电视或阅读的时候，
短时间使用气道正压通气设备。

2. 每天晚上和每次小睡的时候都使用气道正压通气设备，
让它成为你就寝的一部分，
少用会减少受益，且使你的身体更难适应它。

如果你记不住每天晚上要用气道正压通气设备，
可以让周围信任的人来提醒你。

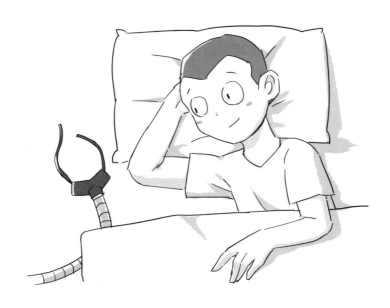

3. 调整鼻罩、头带和设备的管道，以增加舒适度。
如果小的调整无法改善舒适度，
你可能需要换一个鼻罩或头带；
你也可以尝试使用一种特殊的枕头，
它的形状适合放置气道正压通气设备
的鼻罩和/或软管。

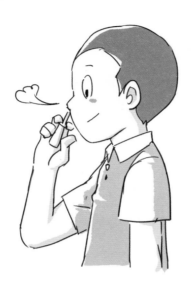

4. 如果压力感觉过高，使用"ramp"模式，
使空气压力慢慢增加到可适应的水平。
"ramp"模式让你的设备在一个低压力水平启动，
并随着时间的推移逐渐增加压力。
这样，当设备处于压力状态时，
你应该能够顺利入睡。

5. 鼻塞可能是气道正压通气治疗的一个问题。
使用盐水鼻喷剂来缓解鼻塞。
严重的鼻窦充血可以通过减轻鼻充血来缓解。

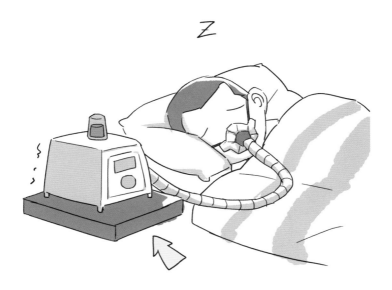

6. 一些气道正压通气设备有加温加湿器，
加湿器是在加热板上装水的容器。
这个功能可以确保你通过鼻罩呼吸温暖、湿润的空气。

7. 如果嘴、喉咙或鼻子感到干燥，
需要使用更适合你的气道正压通气设备型号的加湿器。

8. 如果你使用的加湿器，水管里水太多，
需把加湿器的温度调低，放置在低于头部的地方。

9. 如果觉得气道正压通气设备的声音很吵，
可在气道正压通气设备下放置一个鼠标垫或泡沫垫，
以减弱噪声。

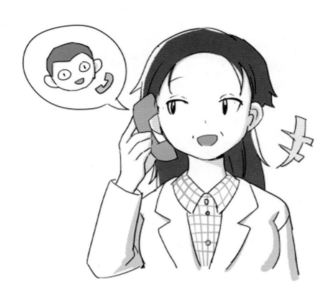

10．每周一次清洁鼻罩、管道和头带。
把这项"工作"列入你的日程表，这样就不会忘记。

11．定期检查和更换气道正压通气装置
及加湿器的过滤网。

12．定期随访，与医生联系。
确保你有最适合的设备、鼻罩和压力设置。
按照说明清洁气道正压通气设备和附件。

你可能很难适应气道正压通气治疗，
但重要的是要不断尝试。

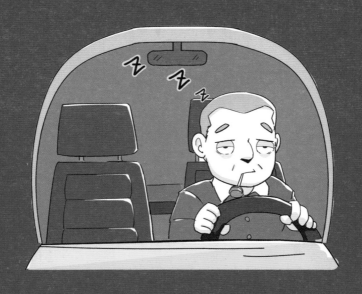

十五、睡眠与疲劳驾驶

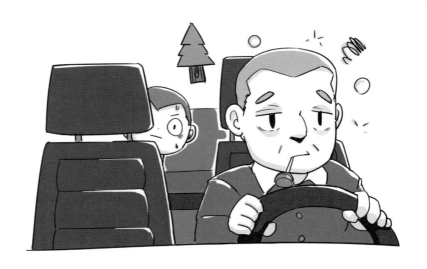

疲劳驾驶有多普遍？

疲劳驾驶会使司机因太累而无法保持警觉
无法集中注意力。
司机可能会睡着，而使车辆失控。

目前还没有确切的数据显示有多少人存在疲劳驾驶，
但每年至少有10万起车祸是因疲劳驾驶造成的。

然而，在许多事故中，
司机的疲劳程度是很难确定的。

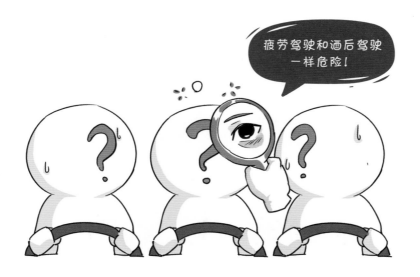

谁有疲劳驾驶的危险?

目前还没有公认的方法来衡量你或其他人
是否太累而不能开车。

然而,有一些群体更容易出现疲劳驾驶。

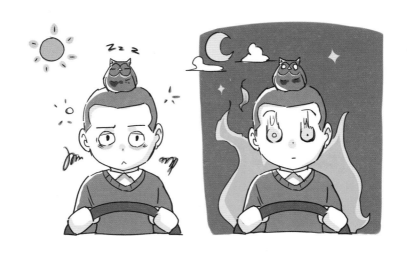

轮班人员或商务旅行者

你的身体需要在天黑的时候睡觉，
在天亮的时候醒来。

轮班人员和商务旅行者的睡眠时间
可能与身体的需要不同步，
这可能导致他们在睡觉时频繁醒来，
而在睡醒后感觉精神不振。

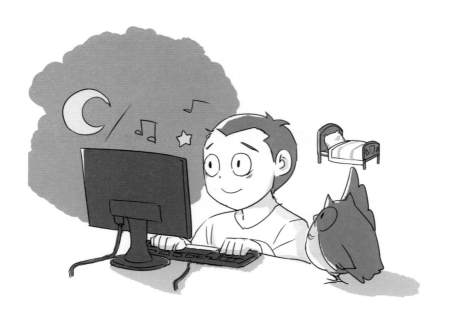

睡眠不足的人

如果你觉得自己经常睡眠不足，
而且经常发现自己在白天也会睡着，
那么你可能存在睡眠剥夺。
你在日常活动时容易睡着，
在开车时也很难保持清醒。
睡眠不足有可能使你反应迟钝，
驾驶时风险增大。

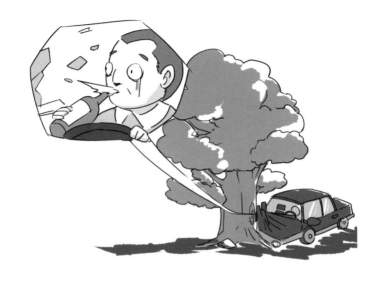

饮酒的人或服用某些药物的人

饮酒会对驾驶产生负面影响，
睡眠不足也会对驾驶产生负面影响，
两者的结合使得发生事故的风险更高。
严禁酒后驾驶。

一些止痛药、抗抑郁药、感冒药或止咳药，
以及其他会导致嗜睡的药物，也会影响驾驶。

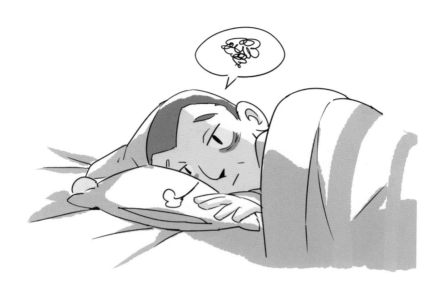

患有未确诊的睡眠障碍疾病

睡眠障碍可能会妨碍你入睡，
或影响你晚上获得高质量的睡眠。

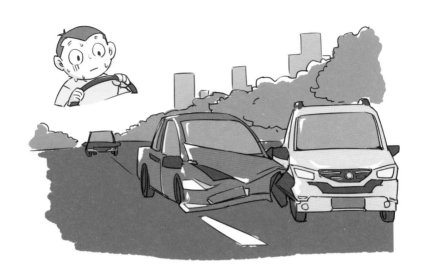

我是否有疲劳驾驶的危险？

没有一个简单的测试可以确定你对自己或他人
是否构成危险。

人们往往无法判断自己有多累，
大多数事故发生在深夜12点到早上6点之间。

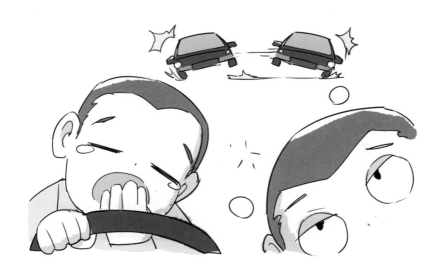

疲劳驾驶的表现

不断打呵欠，
与前一辆车距离太近，
错过路标，
偏离了车道，
眼皮很重。

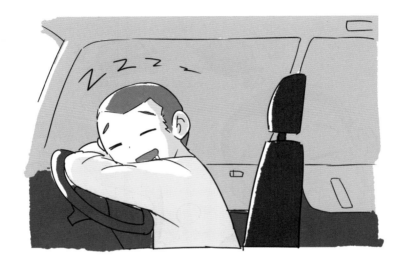

如何防止疲劳驾驶？

预防疲劳驾驶的最佳措施是每晚睡7～8小时。

如果你觉得自己累得不想开车了，
你可以搭别人的车，
乘坐公共交通工具或出租车，
把车停在一个安全的地方，在车里小睡一会儿，
和别人轮换着开车。

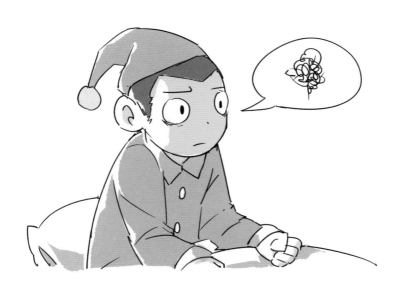

如果睡了一整晚还觉得睡不够，
还是很累，那怎么办？

如果发现自己每晚睡眠不足七八小时，
或者在睡了很长时间后仍然很累，
那么你可能患有睡眠障碍疾病。

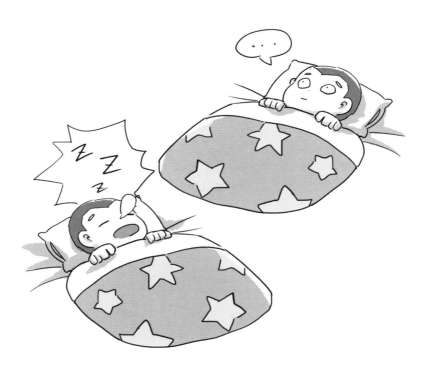

可能导致你白天疲劳的睡眠障碍

阻塞性睡眠呼吸暂停，发作性睡病，失眠。

有很多方法可以有效地治疗睡眠障碍疾病。

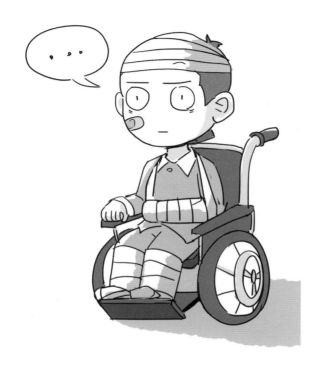

疲劳驾驶的后果是什么？

你可能会遇到事故，可能会损坏你或别人的财产，
可能会伤害到自己或他人，
严重的事故会导致死亡。

许多人没有意识到，
因为他们疲劳驾驶而把自己和他人置于危险之中。

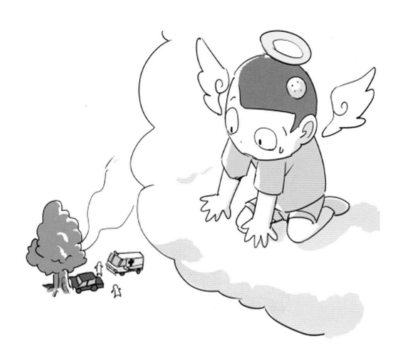

　　疲劳驾驶有严重的后果，甚至导致死亡。

　　研究表明，疲劳驾驶和酒后驾车一样危险！

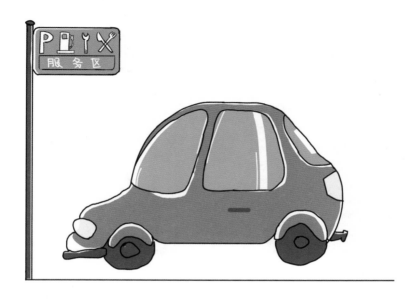

　　幸运的是，疲劳驾驶是可以预防的，
了解疲劳驾驶的表现和危险因素，
将帮助你识别是否应该开车。

保证充足的睡眠是防止疲劳驾驶的最好方法！

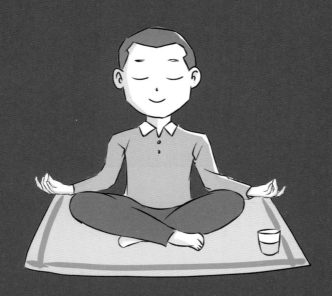

十六、正念减压

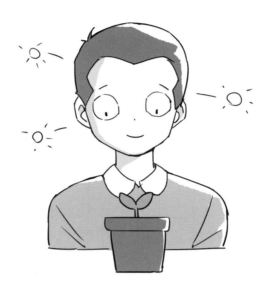

什么是正念?

从科学的角度理解正念,
让它融入你的日常生活中,
可以帮助你更加智慧地生活。

乔恩·卡巴金博士所给出的正念的定义:
正念是一种有意的,
不加评判地把注意力放在当下的时候所产生的
那份觉知。

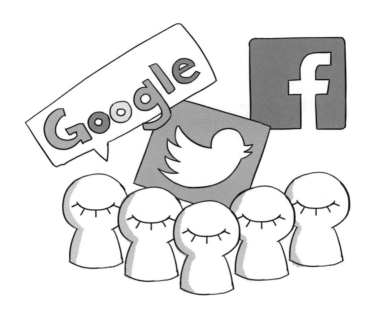

谁在做正念减压练习？

正念冥想，
在欧美政界、商界，如互联网公司都很流行。

很多公司都在让员工们做正念练习。

不同年龄阶段的人群，
包括青少年、中年人、老年人
都可以通过正念练习来减压、改善睡眠。

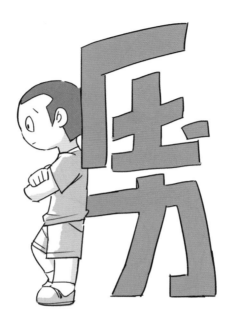

正念练习是如何做的？

正念练习，
是有关如何使用和安放注意力的一种方法。

你不需要借助外在的东西，而只需要依靠你自己。

你的身体就是你的实验室，
通过练习，你能够提升专注力，
激发内在的潜能，并且找到与压力和谐相处的方式。

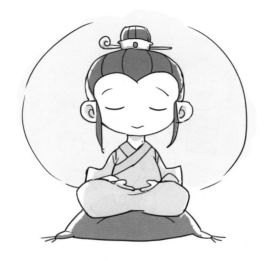

正 念 练 习 有 哪 些 ?

常用的练习有：
正念呼吸练习，身体扫描练习，
观情绪和念头的练习，
三步呼吸空间的练习，
感恩练习，慈心练习。

三步呼吸空间

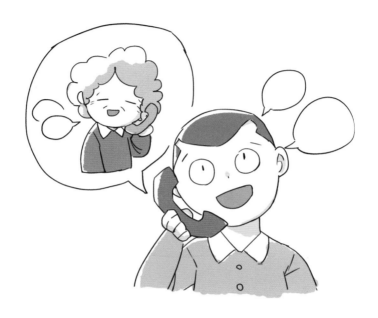

呼吸

把注意力带到呼吸上。
可以把注意力带到腹部，做几次深长的腹式呼吸，
生命就在一呼一吸之间展开。
深呼吸可以降低压力，改善情绪。

打电话

给你信任的亲人、朋友打个电话。
沟通是搭一座桥梁，
让沟通中的双方都能从中有所获益。

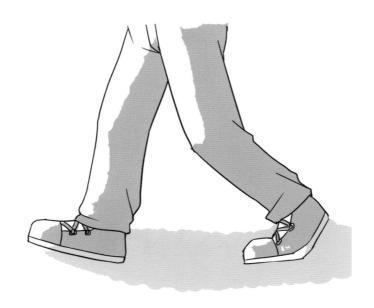

正念行走

当你开始行走时，
把注意力放在行走的当下。

不用试着改变自己的走路方式，
只要观察它，感觉行走时腿部的运动，
你可以聚焦到整个脚底板跟地面接触那个瞬间
的感觉，一步接着一步正念行走。

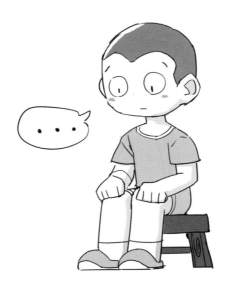

着陆技术

如果你发现自己极度担心或焦虑，
把注意力带回到当下。
感觉一下双脚跟地面的接触，身体跟椅子的接触。
动动手指头和脚趾。

安静

如果你整日忙个不停，给自己留几分钟，
安静地坐一会儿，做一个"三步呼吸空间"的练习。

把这些方法带到你的生活、学习和工作中，
会帮助你安顿身心、动静结合，提高睡眠质量。

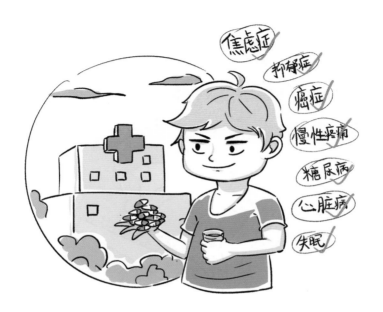

正念练习的疗效

正念练习对
焦虑症、抑郁症、癌症、慢性疼痛、糖尿病、
心脏病、失眠和应激障碍等身心疾病都有较好疗效。

学习如何与疼痛、疾病和压力共处，
让我们能自在睿智地安住在当下的生活。

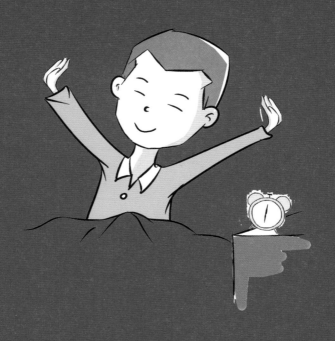

十七、如何睡得更好

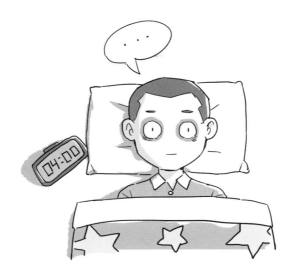

你的睡眠有困扰吗?

许多人入睡或保持睡眠有困难。
睡眠问题可能与身体、精神或外部因素有关。
当你晚上躺在床上无法入睡或无法保持睡眠时,
以下是一些可能的原因:

身体:睡前锻炼或晚餐时喝了咖啡
可能会让你过度兴奋。

念头:你可能对一个重要的会议感到焦虑,
也可能对一个聚会感到兴奋。

外部因素:也许你被汽车喇叭声吵醒了,
或者被一场大雷雨吵醒了。

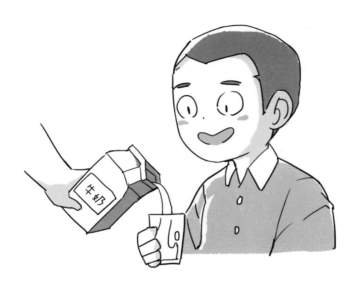

不要让睡眠给你带来压力！

你可以做一些事情来改善睡眠。
比如，创造良好的睡眠环境，
养成健康的睡眠习惯。

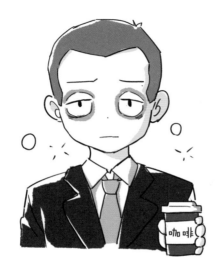

请检查这些常见的问题

咖啡因

咖啡因刺激大脑，干扰睡眠。
在早上需要的时候喝咖啡可以缓解疲劳。
白天过量饮用会干扰晚上的睡眠。
如果你很难入睡，
每天摄入的咖啡因不要超过200毫克，
大约是两杯咖啡的量。
午饭后避免摄入任何咖啡因。

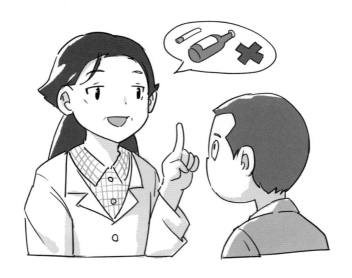

尼古丁

尼古丁会刺激大脑，使你难以入睡，
还会使你的睡眠质量下降。
（烟草制品，如香烟和嚼烟，含有大量的尼古丁。）
如果你戒烟，在戒断期间你的睡眠可能会更差，
但在身体调整好之后，
就会更快地入睡，晚上醒来的次数也会减少。

酒

如果你在睡前喝酒，它可能会帮助你入睡，
因为它会减慢大脑活动。
然而，酒精（乙醇）对你的睡眠有害。
它会让你在晚上醒来，会让你做噩梦。
你也可能在第二天早上感到头痛。
睡前4~6小时内不要饮酒。

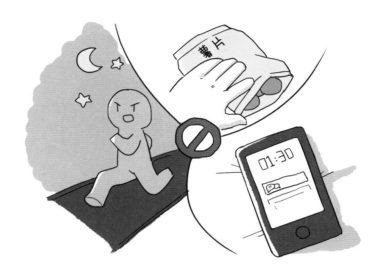

食物

睡前吃得太多，或者吃得胃不舒服，
都会对你的睡眠产生负面影响。
有些人发现睡前少吃点点心有助于睡眠。

运动

有规律的运动可以帮助你更快入睡，睡得更香。
在睡前6个小时内不要锻炼，否则会影响睡眠。
白天活动太少，也会让你很难入睡。

电子设备

笔记本电脑、平板电脑或手机屏幕产生的光，
会干扰你的睡眠。
至少睡前30分钟关闭所有电子设备。

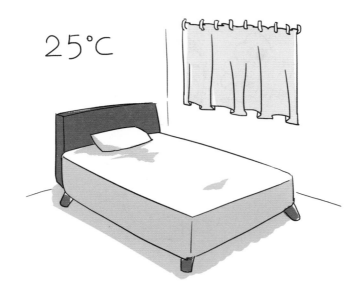

如何创造一个良好的睡眠环境？

确保你的房间光线暗、安静，并有一张舒适的床。

如果你的房间太亮，尝试用遮光窗帘或眼罩。
如果房间太吵，试试用耳塞。

一般来说，房间温度
在25℃左右最适合睡眠。
然而，不同的人喜欢的房间温度不同，
应根据自己的情况调节室温。

235

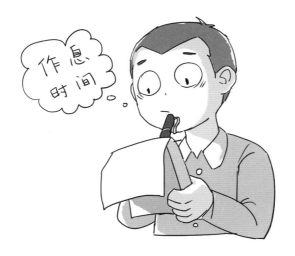

如何建立健康的睡眠习惯？

1. 无论是在工作日、周末或假期，
   每天都在同一时间起床。

2. 尽可能避免午睡，把午睡时间限制在半小时以内；
   不要在下午3点以后小睡。
   你的床只用于睡觉，或者养病。

3. 有规律地安排饮食、吃药、家务和其他活动，
   这将帮助你的生物钟平稳运转。

4. 养成一些有助于你每晚睡前放松的习惯。
   洗个热水澡，吃点零食，或者看书。

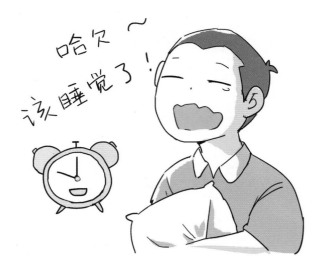

5. 如果发现自己总是在睡觉前焦虑，
试着在一天中某个特定的时间写下你的焦虑，
把这些情绪从身体里赶走。

6. 尽量有一个有规律的睡眠计划，
但要等到你困了才上床睡觉。

7. 如果无法在20分钟内入睡，就起床。
尝试做一些安静的活动，
直到你感觉困了才重新回到床上。

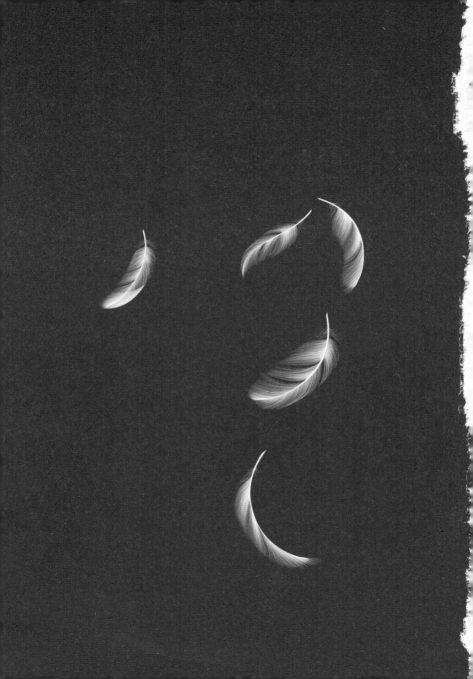